全国中医药行业高等教育"十三五"创新教材
云南省"十二五"规划教材

整脊保健学

（供中医学、针灸推拿学、中医康复学、中医养生学专业使用）

主　编　邰先桃　李应志

U0338827

全国百佳图书出版单位
中国中医药出版社
·北　京·

图书在版编目（CIP）数据

整脊保健学 / 邰先桃，李应志主编 .—北京：中国中医药出版社，2021.7（2022.1重印）

全国中医药行业高等教育"十三五"创新教材

ISBN 978 - 7 - 5132 - 6626 - 0

Ⅰ . ①整…　Ⅱ . ①邰… ②李…　Ⅲ . ①脊柱病—按摩疗法（中医）—中医学院—教材　Ⅳ . ① R274.915 ② R244.1

中国版本图书馆 CIP 数据核字（2020）第 268344 号

中国中医药出版社出版

北京经济技术开发区科创十三街 31 号院二区 8 号楼

邮政编码　100176

传真　010-64405721

山东百润本色印刷有限公司印刷

各地新华书店经销

开本 787×1092　1/16　印张 11.5　字数 255 千字

2021 年 7 月第 1 版　2022 年 1 月第 2 次印刷

书号　ISBN 978 - 7 - 5132 - 6626 - 0

定价　49.00 元

网址　www.cptcm.com

服 务 热 线　010-64405510
购 书 热 线　010-89535836
维 权 打 假　010-64405753

微信服务号　zgzyycbs
微商城网址　https://kdt.im/LIdUGr
官 方 微 博　http://e.weibo.com/cptcm
天猫旗舰店网址　https://zgzyycbs.tmall.com

如有印装质量问题请与本社出版部联系（010-64405510）

全国中医药行业高等教育"十三五"创新教材
云南省"十二五"规划教材

《整脊保健学》编委会

主　　编　邰先桃（云南中医药大学）
　　　　　　李应志（云南中医药大学）

副主编　陈祖琨（云南中医药大学）
　　　　　　陈　华（西双版纳职业技术学院）

编　　委（按姓氏笔画排序）
　　　　　　包　译（云南省第二人民医院）
　　　　　　李志宏（云南中医药大学）
　　　　　　李应志（云南中医药大学）
　　　　　　张　吉（云南中医药大学）
　　　　　　张　粲（云南中医药大学）
　　　　　　陈　华（西双版纳职业技术学院）
　　　　　　陈祖琨（云南中医药大学）
　　　　　　邵长丽（云南中医药大学）
　　　　　　邰先桃（云南中医药大学）
　　　　　　范宏元（贵州中医药大学）
　　　　　　赵志勇（云南中医药大学第一附属医院）
　　　　　　赵征宇（成都中医药大学）
　　　　　　郝敬红（云南中医药大学）
　　　　　　袁　恺（云南中医药大学）
　　　　　　郭汝宝（浙江中医药大学第三附属医院）

秘　　书　张　粲（云南中医药大学）
绘　　图　张　松

编写说明

整脊保健是指通过调整脊柱及脊柱相关组织的生理功能及部分病理状态，使脊柱保持健康，进而促使机体的整体功能向"健康"状态发展，达到预防疾病、强身健体、延年益寿目的的一种方法。研究整脊保健理论、方法和临床应用的这门新兴学科，即为"整脊保健学"。随着社会政治、经济和文化的快速发展，尤其是电脑的普及和互联网的广泛应用，脊柱及脊柱相关性疾病已经成为影响我国居民生活质量的主要疾病之一，防治脊柱及脊柱相关性疾病已经成为大健康产业的重中之重。因此，编写能够充分体现整脊保健系统性、科学性、实用性、时代性的本科用整脊保健学教材显得尤其必要和迫切。

为满足社会需求，我们在参阅大量国内外文献的基础上，将原来供高职高专用的新世纪全国中医药高职高专整脊创新教材《整脊保健学》进行了内容上的删减、增加或整合，体例上改良，使该教材更适合中医学、针灸推拿学、中医康复学、中医养生学及其他相关专业本科学生及整脊保健爱好者使用。

为突出教材的科学性和系统性，本教材删除了原高职高专教材中整脊健美、整脊减肥、整脊增高、常见整脊保健流派等章节，并按照学科体系分为基础篇、技术篇和应用篇。基础篇采用图文并茂的形式，阐述了整脊保健的中医学基础、应用解剖学基础及生物力学基础，增加了整脊保健不良反应的内容，体现了学科理论的系统性；技术篇融入中医传统导引功法及肌肉能量技术等国外手法医学技术，体现了技术的多样性及科学性；应用篇采用图文并茂的方式，增加了常见脊柱及脊柱相关性疾病的临床检查方法，并突出了手法的触诊特色，传承了中医诊断的精华，增加了教材的实用性。附篇增加了相关专家的手法操作视频，增加了教材的直观性，便于读者模仿练习。

本教材作为云南省立项建设的"十二五"规划教材，在编写过程中，得到了云南省教育厅、中国中医药出版社及各参编院校教师的大力支持，并参考了国内外许多专家、学者的珍贵资料。第一章由邰先桃编写，第二章由赵征宇、赵志勇编写，第三章由包译编写，第四章由郭汝宝编写，第五章由李志宏、张粲、郝敬红编写，第六章由李应志、郭汝宝、陈华编写，第七章由范宏元、张吉编写，第八章由袁恺、陈祖琨编写，第九章由邵长丽编写。全书统稿和校稿由邰先桃、李应志完成。

此外，也感谢为本书做拍摄模特的张贤松、段正礼同学。

由于编者水平有限，不足和错漏之处在所难免，敬请广大师生在使用过程中提出宝贵意见和建议，以便再版时修订提高。

《整脊保健学》编委会

2021 年 4 月

目 录

上篇 基础篇

第一章 绪 论 ▷▷▷▷

第一节 概 述

一、整脊保健学的概念

"整"为调整，"脊"为脊柱及脊柱相关组织，"保健"为保持健康。整脊保健即指通过调整脊柱及脊柱相关组织的生理功能及部分病理状态，使脊柱保持健康，进而促使机体的整体功能向"健康"状态发展，以达到预防疾病、强身健体、延年益寿目的的一种方法。整脊保健学即指在中医理论学、脊柱解剖学以及生物力学指导下，研究整脊保健理论和临床应用的一门新兴学科，属于中医学"治未病"的范畴，可归属于西医学"预防医学"领域。该学科主要通过各种整脊技术对脊柱及脊柱相关组织进行不同方式的刺激，以调整脊柱的内外环境，维持脊柱的代偿性平衡状态，达到改善脊柱的"亚健康"，进而促使机体的整体功能向"健康"状态发展，有效预防脊柱及脊柱相关性疾病，促进儿童生长发育、强身健体和延年益寿的目的，在医学养生保健领域具有重要的理论意义和实用价值。

"整脊保健"中的"健康"可以从广义和狭义两方面理解。从广义来看，健康是一种阴阳平衡的无病状态，正如《素问·生气通天论》所言："阴平阳秘，精神乃治。"这种状态可以归纳为"眼有神，声息和，前门松，后门紧，形不丰，牙齿坚，腰腿灵，脉形小，饮食稳，起居准"等。即眼睛有神，目光炯炯，无呆滞感；声如洪钟，呼吸从容，心平气和；小便畅通，无淋沥不尽之感；大便规律，日行一次，无腹痛、腹泻之虑；体型匀称；牙齿坚固，无龋齿之忧；肌肉有力，腰背及四肢关节灵活；脉形不大不虚，心率和脉搏保持在正常范围；饮食正常，不挑食、偏食，不饱食滥饮，无烟酒嗜好；能按时起床和入睡，睡眠质量好。《辞海》（上海辞书出版社，1980 年版）把健康界定为："人体各器官系统发育良好、功能正常、体格健壮、精力充沛并具有良好劳动效能的状态。"世界卫生组织认为，健康是一种在身体、心理和社会适应及道德等方面的完好状态，包括躯体健康（physical health）、心理健康（psychological health）、社会适应能力良好（good social adaptation）和道德健康（ethical health）。表现为个体生理和心理上的一种良好的功能状态，即生理和心理上没有缺陷和疾病，能充分发挥心理对机体和环境因素的调节功能，保持与环境相适应的、良好的效能状态和动态的相对平衡状态。这种健康概念的标准表现：精力充沛，能从容不迫地应付日常生活和工作；处事乐观，工作态度积极，勇于承担任务；善于休息，睡眠良好；应变能力强，能适应环境的各种变化；对一般的感冒和传染病有一定的抵抗力；身材匀称，体重适当，头、臂、臀比例协调；眼睛明亮，反应敏锐；牙齿清洁、无缺损、无疼痛，牙龈颜色正常、无出血；头发有光泽，无头屑；肌肉、皮肤富有弹性，步履轻松。身体健康是心理健康的物质基础，心理健康又是身体健康的精神支柱。若生理上有缺陷、疾病，特别是痼疾，往往会使人产生烦恼、焦躁、忧虑、抑郁等不良情绪，导致各种不正常的心理状态。同时，良好的情绪可以使生理功能处于最佳状态，反之则会降低或破坏某种功能而引起疾病。一般情况下，我们把健康称为人体"第一状态"，把身患疾病称为人体"第二状态"，亚健康是指介于健康与疾病之间的边缘状态，又称为"第三状态"。世界卫生组织的一项全球性调查表明，真正健康的人只占5%，患有疾病的人占20%，75%的人处于"亚健康"状态。处于"亚健康"状态的人群尽管机体无明显疾病，即临床理化及影像学检查无明显阳性体征发现，但机体活力降低，表现为躯体、心理、社会适应力和道德等方面的适应能力出现不同程度的减退。一旦"亚健康"状态长期得不到调整，会成为许多疾病的诱因，诱发疾病状态。脊柱的"亚健康"状态往往表现为颈、胸、腰段脊柱部的疼痛不适，活动不利以及头颅、五官、肩背、脏腑、四肢等其他相关器官或组织无器质性疾病却又感明显不适。

从狭义来说，"整脊保健"中的"健康"特指脊柱的无病状态，即根据人类进化的需要，脊柱能保持自然的生理曲度，骨骼强壮，筋肉柔韧有力，关节灵动，能有效发挥其负重支撑、藏精纳髓、主司运动以及联络头颅、脏腑、经络、四肢等的重要作用。

二、整脊保健学的主要内容

构建整脊保健学的目的是通过调整脊柱及脊柱相关组织，有效预防疾病，保持健康，其主要内容可以归纳为以下四个方面：第一，研究整脊保健学的发展历史、整脊保健的基本理论和基础知识；第二，研究整脊保健技术的分类、操作、要领及其意义；第三，研究整脊保健技术的临床应用，即如何应用整脊保健技术有效调整脊柱的功能状态，保持脊柱的健康，有效预防脊柱及脊柱相关性疾病，进而调整机体的整体功能，强身健体，延年益寿，并进一步探讨其作用机制；第四，研究常见整脊保健流派的特点、作用机制及其应用价值。

三、整脊保健学的基本特点

（一）整脊保健学是一门既古老又年轻的边缘学科

远古时代，人们劳作疲惫时会自觉或不自觉地"伸伸腿，弯弯腰"或者"捶捶背"，其实就是通过直接或间接的方式给脊柱和脊柱相关组织一个良性的刺激，进而调整脊柱的功能状态，达到消除疲劳、养生保健的目的，这就是整脊保健学的雏形。公元前 2 世纪，刘安在《淮南子》一书中记载了"六禽戏"，其中的"熊经""鸟伸""猿跃""虎顾"等锻炼动作是将"导引"用于脊柱养生保健的最早记载。推拿（按摩）作为人类最早期的医学模式之一，其中的推背术即是用手法技术作用于脊柱以达保健目的的一种整脊保健方法，一直流传于民间，至今对人们的养生保健起着不可忽视的指导作用。2000多年前的《庄子·养生篇》中说："缘督以为经，可以保身，可以全生，可以养亲，可以尽年。"《素问·脉要精微论》也有类似的记载："背曲肩随，府将坏矣；转摇不能，肾将惫矣。"可见，远古时代的人们已经认识到脊柱与人体脏腑筋脉之间的关系以及督脉（脊柱）的保健意义，并将整脊保健技术广泛应用于养生保健。

我们认为整脊保健学是年轻的学科，是指学科发展不成熟。长期以来，从理论上说，人们关注较多的是脊柱及脊柱相关性疾病的治疗，而对脊柱自身的保健和通过脊柱保健预防疾病，进而强身健体、延年益寿的整脊保健学，很少有人从学科的角度提出。整脊保健的作用机制在形态学方面还未得到广泛认同，且临床应用也没有形成较为规范的行业特色，其学科的形成边际不够清晰，体系也有待进一步完善。此外，众多的整脊保健流派各有所长，如何扬长避短、去粗取精，如何进一步规范整脊保健行业，让它逐渐进入人们日常的养生保健领域，更好地为人类的健康事业服务，还有待学者做进一步的研究和推广应用工作。

（二）整脊保健学的理论指导存在多元化的特征

整脊保健的理论指导主要是中医基础理论，其中的藏象学说和经络学说为整脊保健学的建立提供了更为直接的理论支持。《灵枢·刺节真邪》提及"腰脊者，身之大关节也"，认为脊柱是全身的中轴枢纽，其中督脉能"总督一身之阳"；而"腰者肾之府，转摇不能，肾将惫矣"，则指出了腰脊与"先天之本"——肾的密切联系，说明五脏六腑的生理功能和病理变化与脊柱息息相关，藏象学说和经络学说指导着整脊保健的理论。随着整脊保健的广泛应用，人们在阐述其形态学的作用机制时引入了脊柱解剖学和脊柱生物力学的概念，进一步完善了整脊保健的理论体系，同时也为这门新兴的学科提供了较为广阔的发展空间。但另一方面，多元化的理论指导也显现出该学科的不成熟性，多元理论之间的相互依存、互相协调和诠释的一致性等尚需进一步研究。

（三）整脊保健技术的多样性与技术推广的复杂性

"导引"可谓整脊保健应用最早的方法之一，在长沙马王堆汉墓出土的《导引图》

中绘制了颈、腰、背的屈曲、过伸、侧屈、旋转等运动，即说明了导引在整脊保健应用中的重要性及普及性。公元 3 世纪，华佗创立的"五禽戏"作为整脊保健的方法之一，至今仍广为流传。推拿（按摩）手法是继导引之后又一重要的整脊保健技术。如610 年，巢元方《诸病源候论》的"养生方导引法"中介绍了以引、伸、摇、振、努、挽等调整动作来治病的整脊保健方法；640 年，孙思邈在《备急千金要方》"老子按摩法"中记载的推、捻、掘、抱、筑、挽、振、摇等也常用在养生保健中。目前，许多休闲娱乐场所流行的"精油推背术"，即是将各种不同的推拿手法灵活运用于脊柱以防治脊柱及脊柱相关性疾病，进而达到养生保健目的的一套整脊保健技术。此外，保健式牵引、膏摩、药浴、刮痧、灸法、拔罐等方法均能对脊柱及脊柱周围软组织进行适度的刺激，从而调整脊柱的生理功能和部分病理状态，达到保健的目的。以上保健技术种类繁多，尤其是推拿手法技术，每一种手法均有其相对独立的操作要领及应用原则，要熟练地掌握好某一种手法已有一定难度，如何将各种手法有机地结合在一起，并配合其他的保健技术，最大限度地为人们的健康服务，则显得更为复杂，需要我们为此做出更大的努力。

（四）整脊保健学充分体现出中医"治未病"的思想

脊柱是人体的中轴，它上连头颅，中与肋骨形成胸廓，下连髋骨形成骨盆，脊管内有脊髓，脊神经从脊髓发出后分布到内脏及全身各部。特殊的生理结构决定了脊柱与人体各部的密切联系，可以说脊柱是支撑人体生命的大梁，是生命信息网络的主干系统，担负着传达和处理生命信息的使命，脊柱的健康与否直接关系到生命的质量，任何一个环节出现问题都会破坏人体的健康状态，引发相关的疾病。早在古埃及，人们即认识到"脊柱的异常变化是百病之源"。而随着社会的发展，电脑的普及和肥胖儿童数量的递增，脊柱侧弯、驼背畸形等脊柱及其相关性疾病，呈现发病年龄年轻化、发病率逐年上升的趋势。据统计，40 岁以上人群中，80% 的人患有不同程度的脊柱或脊柱相关性疾病，这些疾病的发生不仅影响患者日常的工作和生活，给他们身心造成巨大的痛苦，而且还浪费庞大的医疗资源。根据国家统计局及《2015 年我国卫生和计划生育事业发展统计公报》数据，包括政府卫生支出、社会卫生支出及个人卫生支出在内，我国卫生总费用由 2010 年的 19980.4 亿元增至 2015 年的 40587.7 亿元，平均年复合增长率为 15.2%。卫生费用占我国 GDP 的比重也不断提升，从 2010 年的 4.9% 增长至 2015 年的 6.0%。原卫生部组织研究发布的《"健康中国 2020"战略研究报告》提出"到 2020 年，主要健康指标达到中等发达国家水平"，其中包括的 10 个具体目标之一，即为到 2020 年卫生总费用占 GDP 的比重达到 6.5% ～ 7.0%，未来我国医疗卫生支出在国民经济中的重要性将得到进一步提升。以预防为主的整脊保健学，充分体现出中医"治未病"的思想。一方面，通过调整脊柱及脊柱相关组织，维护脊柱的健康，延缓脊柱的衰老，减少脊柱及脊柱相关性疾病的发生，有效节约卫生资源，有利于"节约型社会"的创建。另一方面，手法、运动、牵引、膏摩、药浴、刮痧、灸法、拔罐等整脊保健技术均为绿色自然疗法，只要掌握一定的操作要领，施术过程中很少造成不良反应。如手法整脊，特别是松解类手法，强调手法的持久、均匀、柔和而有力，强调医者的语言和行为规范，强调患者的心情和体位。让患者在轻松舒适的状态下接受调整，不仅能有效解除其躯体的不适，还能促进他们的心理健康，有利于"和谐型社会"的发展。

四、整脊保健学的学习方法

学习整脊保健学，不能只满足于学会几套整脊保健技术，而且要理论和实践并重。一方面要有扎实的理论基础，学好中医基础理论，特别是脊柱与脏腑、经络之间的关系；学好脊柱解剖学和脊柱生物力学，特别是脊柱的局部解剖及脊神经的支配原理。另一方面，要掌握脊柱保健技术的操作方法，特别是脊柱保健手法的操作要领和注意事项，如一指禅推法、滚法、揉法等松解类手法在具体应用过程中，要掌握好恰当的操作部位和适宜的操作力度及手法的柔韧性、灵活性等。像摇法、扳法、拔伸法、背法等整复类操作技术，应用时一定要把握"度"的选择，争取患者的通力协作，"点到为止"，甚至以患者的主动运动来代替，尽量避免因操作失误引起不必要的麻烦。所以，扎实的理论基础和娴熟的操作技巧是学好整脊保健学的前提。要博览群书，在理解的基础上加以记忆，才能有效地指导临床实践。手法操作应多加练习，达到"熟能生巧"，只有理论联系实践，才能更好地为人类的养生保健事业做出应有的贡献。

第二节 整脊保健学的发展简史

古人在长期的生活和工作中发现，自发地适时更换体位或者做一些诸如伸腰捶背的活动，可以有效减轻疲劳，甚至防治疾病、促进健康。这些活动应该是最早期的整脊保健理念，它们对维护脊柱的健康至今仍具有重要的指导意义。1973 年在湖南长沙马王堆三号汉墓出土的医学著作《五十二病方》中描述的"足太阳脉"所发病"病足小指（趾）废……脚挛、腰痛、夹脊痛、项痛"，与我们现在认识的脊柱疾病体征相似。同时出土的《导引图》里绘制了颈、腰、背的导引锻炼姿势，特别是其中的捶背、抚胸、搓腰等不能不说是早期防治脊柱及脊柱相关性疾病的有效保健方法。《史记》《说苑》《世说新语》等文献中都有关于古时一位叫俞拊（跗）的医生擅长用按摩导引整脊治病的相关记载。据考证，"拊"字之本义是一个人用手在另一个人腹部或身上抚摩，即按摩；而"跗"字则是用足在颈项腰背部踩摩的一种整脊方法。这些记载都说明"整脊保健"古已有之，而且历史悠久，只是以"按摩""按跷""导引"等字词散见于民间或其他书籍中。

一、整脊保健学的发展源流

（一）整脊保健的起源

1. 源于日常生活 在日常生活中，人们发现长时间坐位或站立位工作后，颈、肩、腰、背部会感觉不舒适，甚至疼痛。此时，若能变换一下体位，或者做一些"伸伸懒腰""捶捶肩背"等活动会感觉全身轻松，疲劳消除，甚或疼痛减轻。长期的生活实践，促使人们总结出"站如松，坐如钟，卧如弓，行如风"等日常规范，这些行为规范不仅使人们能够保持应有的风度，更重要的是维护了脊柱正常的生理曲度，说明人们已经从日常生活中自觉或不自觉地总结出了能够维护脊柱健康的最简单有效的方法，并且将其贯穿于日常生活中，成为最早期的整脊保健方法之一，有效地杜绝了因姿势不良导致的脊柱侧弯症、脊柱骨骺软骨病等脊柱疾病，对预防颈、肩、腰、背部的其他脊柱及脊柱相关性疾病起到非常重要的作用。

2. 源于导引按摩 推拿，古称按摩、按跷、案杌等，唐代以前经常并而论之。古之医者俞拊（跗）擅长于用"跗"治疗脊柱及脊柱相关性疾病，基于对疾病最原始的症状学的认识及原始"治未病"思想的影响，在预防颈、肩、腰、背部以疼痛为主要症状的相关性疾病方面，"跗"及"导引""按跷"自然成为早期整脊保健的主要方法。湖南长沙马王堆三号汉墓出土的《导引图》即为早期用"导引"防治脊柱及脊柱相关性疾病的有力证据。《素问·异法方宜论》曰："中央者，其地平以湿，天地所以生万物也众，其民食杂而不劳，故其病多痿厥寒热，其治宜导引按跷，故导引按跷者，亦从中央出也。"这段文字说明当时的人们已经初步认识到疾病的发生规律，并明确指出导引、按跷的发源地为我国的"中央"（今河南洛阳一带）。早期的整脊保健与"导引按跷"一脉相承，并作为"导引按跷"的一部分，被广泛应用于人们的养生保健中。因此，整脊保健学的形成和发展已经与推拿、导引的发展息息相关。

（二）整脊保健的发展

1. 明代以前，导引、按摩、按跷的应用为整脊保健学的形成奠定了基础 无论源于日常生活还是导引按摩，早期的整脊保健方法多以师徒相传的方式流传于民间。据甲骨卜辞记载，殷商时期，原始巫史盛行，他们常利用包括整脊在内的一些民间疗法的效验来印证神力，促使整脊保健得到发展。其中有几段文字记载了王室成员按摩前做的占卜过程，还记录了3个专职按摩师（其中一位是女性），说明在此期间宫廷已经有了专职的男女整脊保健按摩师。

秦汉三国时期，我国现存最早的中医经典著作《黄帝内经》描述了推拿的起源、手法、工具、作用原理与适用范围等，不仅奠定了推拿在中医学中的重要地位，还促进了推拿整脊保健的发展。《素问·举痛论》曰："寒气客于背俞之脉则脉泣，脉泣则血虚，血虚则痛，其俞注于心，故相引而痛。按之则热气至，热气至则痛止矣。"最早提出了按脊（背俞之脉）具有活血化瘀（按之则热气至，热气至则痛止）的作用，并认识到按脊可以治疗心胸疼痛，是推拿整脊防治脊柱及脊柱相关性疾病的最早记载。刘安在《淮南子》中记载的"六禽戏"中"熊经、鸟伸、猿跃、虎顾"等锻炼动作，可谓将导引用于整脊保健的最早记载。名医华佗认为："人体欲得劳动，但不得使极尔，动摇则谷气得消，血脉流通，病不得生，譬犹户枢不朽是也。是以古之仙者，为导引之事，熊经鸱顾，引挽腰体，动诸关节，以求难老。"他根据流水不腐、户枢不蠹的道理，在"六禽戏"的基础上创编了"五禽戏"，至今仍是防治脊柱病的重要方法之一。

两晋南北朝时期，宗教和养生比较盛行。晋代葛洪（字雅川，号抱朴子，283—363）在《抱朴子》中提到《导引按摩经十卷》（已佚）。在他的另一部著作《肘后备急方》里不仅记载了掐按人中、指按胃脘、抓脐等推拿急救法，还首次记录了捏脊法和背法，这两种手法最初主要用于治疗脊柱及脊柱相关性疾病，经历代医家在实践中不断总结和完善，现已成为主要的整脊保健方法之一，被应用于养生保健，尤其是捏脊法被广泛应用于小儿保健。陶弘景（字通明，号华阳隐居，456—536）在其著名的养生著作《养性延命录》里论述的自我保健推拿手法，道林在《太清道林摄生论》里提及的导引和自我保健推拿套路，至今在整脊保健领域仍有一定的实用价值。道林认为："小有不好，即须按摩捋捺，令百节通利，泄其邪气也。凡人无问有事无事，恒须日别一度遣人蹋脊背及四肢头项，若令熟蹋，即风气时行不能着人。此大要妙，不可具论。"其中的"蹋法"（踩跷法）即为目前整脊保健领域运用较多的方法之一。

隋唐时期，社会安定统一，中医临床医学得到空前的发展，也是整脊保健发展的重要时期。当时的太医署不仅设置按摩科，还将按摩医生分为按摩博士、按摩师、按摩工、按摩生等不同的等级，并开展有组织的教学活动：按摩博士在按摩师和按摩工的辅助下，教授按摩生"导引之法以除疾，损伤折跌者正之"。从事推拿的专业人员远远超出方脉医。据《唐六典》记载，隋代太医署按摩科设有按摩博士 20 人、按摩师 120 人、按摩生 100 人，其中不乏专为宫廷或部分达官贵人服务的推拿整脊保健师。此期的自我保健按摩及膏摩盛行，隋代巢元方（581—682）的《诸病源候论》50 卷中几乎每卷末都附有"补养宣导"之法，即对症导引法，其中记载的 233 种导引按摩方法中，绝大多数适用于防治脊柱疾病。巢氏认为："劳伤之人，肾气虚损，而肾主腰脚，其经贯肾络脊，风邪乘虚卒入肾经，故卒然而患腰痛。"故防治腰痛需补肾按脊。唐代孙思邈（581—682）在《千金要方》中记载了 25 种导引按摩整复调理脊柱、改善内脏功能的方法，其中重点介绍了腰背痛导引法和踏背法等整脊保健方法。王焘的《外台秘要》中记载了捏脊加拔罐的整脊方法及大量的膏摩方。隋唐时期对外交流活跃，随着中医推拿向日本、朝鲜等国和在阿拉伯地区的传扬，国外的保健方法也传入我国，如"天竺国按摩法"等，这些按摩法其实是运用导引与自我按摩相结合的锻炼方法，以求"百病除，行及奔马，补益延年，能食，眼明轻健，不复疲乏"。不难看出，其中蕴含着导引整脊保健的理念。

宋金元时期，受封建礼教和士大夫重思维、轻动手思想的影响，宋太医局取消了自隋唐以来设置了近 400 年的按摩科。此期的整脊保健以导引和体育运动为主要形式。如《保生要录》中的左右转腰、时俯时仰，《云笈七签》中的多种导引法等。宋代洪迈在《夷坚志》中记载的"八段锦"是一套独立而完整的健身功法，动作姿势舒展优美，适用范围广，简单易学，效果显著，无时间和场地的限制，被视为"祛病健身，效果极好；编排精致，动作完美"之导引典范，为整脊保健学的形成奠定了基础。另外，此期推拿整脊治疗脊柱疾病的成就促进了整脊保健的发展，开创了器械整脊保健之先河。如朱丹溪擅用膏摩治疗腰脊痛。清代名医徐大椿在《兰台轨范》中记载当时的情况："有人专用丹溪摩腰膏方治形体之病，老人虚人极验，其术甚行。"元代危亦林在《世医得效方》中记载了利用患者自身重量悬吊牵引复位法治疗脊柱骨折、脱位的方法，并主张复位后用腰围夹板外固定，这种整脊方法便是器械整脊。李仲南在《永类钤方》中不仅记载了多人牵拉下肢同步配合按压腰部治疗腰椎骨折的方法，还描述了用"兜颈坐罂法"布带悬吊牵引快速整复颈椎骨折和脱位的方法。元代太医院编著的《回回药方》中不仅介绍了卧位牵引治疗颈椎损伤的方法，还有"脚踏复位法"的详细记载。以上整脊治疗学方面的成就，促进了整脊保健的发展，在器械整脊治疗的基础上，当时的"铃医"（摇铃招集患者的医生）开始尝试器械整脊保健的方法。

2. 明清时期推拿手法的分化促进了整脊保健学科的形成 明代是推拿发展的又一个盛世，明初太医院重设按摩科为医学十三科之一，开始重视推拿从业人员的身心素质、推拿手法的技术要求、推拿的安全性和有效性。但是受封建礼教的束缚，推拿出现"六不按"之说："不紧衣结带不按，女子前胸乳下不按，少腹下不按，股里上下不按，无人陪患皆不按"这促使推拿向三个方向分化：以整复类手法为主，治疗骨伤疾病及部分内、妇、五官科疾病的伤科推拿治疗体系；以小儿生理病理特点为依据，辨证治疗儿科疾病的小儿推拿体系；以松解类手法为主，调整人体脏腑气血、阴阳的保健推拿体系。伤科推拿因对各种损伤性疾病具有较好的临床疗效而得到很大的发展。薛己的《正体类要》强调了脊柱在人体的重要作用及脊柱、关节、筋肉损伤后及时整复调理的重要性。清代吴谦等编著的《医宗金鉴·正骨心法要旨》指出治疗骨伤疾病的"正骨八法"为摸、接、端、提、按、摩、推、拿，沈金鳌的《杂病源流犀烛》还有用整脊治疗痧胀的记载。随着手法种类的不断增多、治疗范围的不断扩大、从业人员的不断增加，伤科推拿逐渐形成许多流派，如正骨推拿流派、一指禅推拿流派、滚法推拿流派、腹诊推拿流派、内功推拿流派、点穴推拿流派等。但由于清政府和之后国民政府的限制及西方医学的冲击，各流派的发展起起落落。自1958年成立上海中医学院附属推拿学校以后，伤科推拿步入正规的推拿医学教育轨道，逐渐发展为目前享誉国内外的完整的推拿学学科体系。与伤科推拿的发展不同，保健推拿由于受传统封建思想的影响，加上其本身理论基础的不完备性、手法操作的不规范性及从业人员的不确定性等因素，主要以师徒相传的形式流传于洗浴业、理发业和酷爱养生保健的群体。其中严格遵循"六不按"规则的保健推拿将操作部位重点放在脊柱上，逐渐发展为目前整脊保健体系中的重要部分。明代罗真人编著的《净发须知》中首次记载了全身保健推拿（按摩）的操作程序，主张"首头旦，次左手，三右手，四左足，五右足，六胸背，周而复始"。其中，胸背（脊柱）部分的操作调整脊柱及全身的功能状态，起到了强身健体的重要作用。明代另一位养生家王廷相在《摄生要义》中指出"凡人小有不快，即须按摩按捺……次脊背，或按之，或捶震之；次腰及肾堂，皆搓之……"这说明保健推拿在调整脊柱的功能状态时，常用按法、捶震法或搓法。随着整脊保健手法的广泛应用，人们在实践中发现配合适当的运动、导引、牵引、膏摩或药浴熏蒸、拔罐、灸法、刮痧等方法可增强整脊保健的效果。如李时珍的鹿运尾闾通督法，祝橙元在《心医集》中记载的端坐伸腰、热擦肾俞、颈部导引和双转辘轳，马齐在《陆地仙经》中记载的猿臂、熊经、托踏，汪启贤等在《济世全书》中记载的掐、摩、搓、擦配合导引的方法等，均具有显著的整脊保健效果。通过反复的临床实践，人们发现多种整脊保健方法交替运用或合理搭配运用，既可照顾不同施术对象的生理和心理需求，又可节省医疗资源，切实提高整脊保健的效率。于是，多种方法并用的整脊保健体系逐渐形成。

3. 中华民国以后，整脊保健体系的不断完善促进了整脊保健学的形成 民国时期，政府不推崇中医，加上受西方文化的冲击，整脊保健的发展也受到一定的限制，但由于不可忽视的医疗保健作用决定了其旺盛的生命力，这段时期的整脊保健主要依附于各种推拿流派在民间寻求发展。

中华人民共和国成立以后，随着社会经济的不断发展，特别是中医推拿学学科体系的建立和不断完善以及西方文化的影响，整脊保健体系不断完善，促进了整脊保健学的形成。

推拿学的迅猛发展，特别是脊柱推拿的发展为整脊保健学的形成提供了可以借鉴的理论基础和可靠的手法技术。自伤科推拿步入正规的推拿医学教育轨道，我国陆续出版了一些高质量的推拿专著，如《中国推拿》《中国推拿全书》《中国按摩大全》《中华推拿大成》等。1987年，全国性推拿学术团体——中华全国中医药学会推拿学分会在上海成立。同年10月，我国最权威的医学工具书《中国医学百科全书·推拿学分册》（丁季峰主编）出版。各大、中、小型中医院和综合性医院相继开设推拿科，开展骨伤及内、妇科疾病的临床医疗及保健工作。由于脊柱疾病的多发性及推拿疗效的显著性，许多推拿学专家便将注意力集中在脊柱部位，并专门进行了脊柱推拿手法的研究。军事医学科学出版社于2001年和2005年相继出版了李义凯主编的专著——《脊柱推拿基础与临床》和《中国脊柱推拿手法全书》，为整脊保健的发展提供了可以借鉴的理论和方法。沈国权在脊柱推拿临床实践的基础上，创立脊柱短杠杆微调手法，其手法不仅发扬了传统推拿手法细腻、精湛、轻巧的特色，而且体现了从经验性向科学性发展的历史趋势，在治疗腰椎间盘突出症、颈椎病等脊柱疾病中体现出无可比拟的优势。高校从事推拿教育的工作者在此基础上不断创新，将其应用于整脊保健行业，出现了以背部推拿为主的脊柱保健推拿。

西方按摩术及按脊疗法的传入，促进了整脊保健的发展。1928年，丁福保（字仲祜）编译的《西洋按摩术》首次向中国展示了西方按摩术。1934年，杨华亭编著的《华氏按摩术》，将近代西方医学知识与中国传统推拿方法融会贯通，提出整脊的重要性，并专门介绍了整脊手法。1935年，谢剑新著的《按脊术专刊》，全面介绍了西方按脊疗法，并将其与我国的伤科推拿进行了比较研究。紫霞居士编译的《西方按摩术》，陈景歧编译的《（最新）按摩术讲义》，陈奎生、金兆均翻译的《实用按摩术与改正体操》，薛受益、徐英达合译的《推拿法引言》等介绍西方按摩术的著作相继出版，促进了整脊保健的发展。尤其是20世纪90年代以后，台湾的谢庆良相继出版了《临床脊椎矫正技术學》《保健脊椎護一生》《AHT整體脊椎矫正學》等专著，并以台湾脊椎矫正学会理事长的身份在广东省深圳市等地举办美式整体脊椎矫正术培训班。日本西园寺正幸的日式骨盆矫正压揉术也于同期传入，并与北京百川健康科学研究院及全国各地著名的瑜伽馆联合举办培训班。另外，泰式、港式保健按摩在保健行业的传播等均在一定程度上促进了整脊保健的快速发展，对整脊保健学的形成起到积极的推动作用。

　　脊柱及脊柱相关性疾病治疗学的发展，为整脊保健学的形成奠定了坚实的基础。1983 年，美国整脊学会的专家应邀到广州做内容为"关于脊柱错位后导致神经根、交感神经、椎动脉及脊髓损害，并出现相应内脏病变"的学术报告，引起我国许多骨科专家对脊柱及脊源性疾病的重视。1984 年 4 月，在北京召开了全国脊柱相关疾病学术研讨会；1991 年，首届国际脊柱相关疾病学术研讨会在香港召开。相关专著亦相继出版，如陆一农的《腰痛及腰腿痛》、周秉文的《腰背痛》、邵宣等的《实用颈腰背痛学》、倪文才的《颈椎综合征》、冯天有的《中西医结合治疗软组织损伤》、韦贵康的《软组织损伤与脊柱相关疾病》、赵定麟的《颈椎伤病学》、潘之清的《实用脊柱病学》、董建文等的《脊柱病综合防治》、张长江的《脊柱相关疾病》、魏征等的《脊椎病因治疗学》、钟士元的《脊柱相关疾病治疗学》等。随着社会经济、文化的快速发展、IT 行业的不断扩张及人们生活方式的改变，坐位脑力劳动及以车代步工作者愈来愈多，脊柱及脊柱相关性疾病的发病率呈逐年上升的趋势，颈椎病、胸椎病、腰椎间盘突出症、骨盆疾病等已成为困扰人们的常见病和多发病。另外，受各方面因素的影响，我国儿童的书包负重较大，脊柱及其相关疾病的发病呈现年轻化的趋势。为此，冯氏脊柱旋转正骨法、龙氏垂直牵引下脊椎复位法、王氏牵引下斜扳法等各具特色的整脊手法在脊柱及脊柱相关性疾病的治疗方面起到了举足轻重的作用。同时，这类疾病在治疗过程中出现的临床痊愈高于解剖痊愈及具有较高复发率等现象，引发了相关学者对传统"错位"和"整复"理论的理性思考，越来越多的学者认同脊柱整体观的治疗理念及脊柱与脊柱相关性疾病是可以预防的观点，"防重于治"的理念逐渐影响中西医骨科及推拿科的广大医务工作者和"久病成良医"的社会群体。2004 年，陕西人民出版社出版的由吕选民等主编的《中国整脊学》，专门以一章节论述脊柱及脊柱相关性疾病的预防和整脊保健的重要性。2006 年，人民卫生出版社出版了韦以宗主编的《中国整脊学》，提出"理筋、调曲、练功"的治疗原则，其中"健脊强身十八法"阐述了整脊保健的具体方法。近年来，王遵来倡导的"小角度、小力度、小幅度"的三小整脊手法及"大整脊"的理念，提出采用手法技术与传统针灸、拔罐、药物、心理咨询相结合以治疗脊柱相关性疾病的新模式，并提出"亚健康状态预报法"，在天津北门医院设立贵宾保健科。以上脊柱及脊柱相关性疾病治疗学的发展，均为整脊保健学的形成奠定了坚实的基础。

　　社会经济和文化的不断发展，人民健康意识的不断提高，为整脊保健提供了广阔的发展空间，促进了整脊保健学的形成。社会越发达，人们的工作和生活节奏越快，心理承受的压力也越大，真正健康的人越来越少，而处于"亚健康"状态的人群容易诱发各种疾病，严重危害人们的身心健康。因此，"促进健康，预防疾病"已经成为医学的第一目的，合理饮食、适量运动、规律生活、愉快心情、足量睡眠等健康的生活方式越来越受到人们的重视。与此同时，经过 600 万年的进化，可以说人体已经成为世界上最复杂、最精密的仪器，如人体每天大约有 2000 亿个红细胞死亡，每秒有 100 万个神经冲动，一个细胞里有几万个基因，每个基因有 31 亿个碱基对等，复杂得超过我们的想象。脊柱作为人体的支撑，作为调控这一复杂仪器的次高级中枢，是维持这台仪器正常运转的重要因素之一，人们亦逐渐意识到适量的脊柱调整在"促进健康，预防疾病"方面有重要意义。整脊保健通过调整脊柱的生理功能和部分病理状态，不仅能有效防治脊柱疾病，保持脊柱的健康，促使"亚健康"状态的人群向健康方向发展，而且能恢复劳动者的职业能力、学习能力和社会能力，提高他们的社会竞争力。整脊保健通过运用推拿手法、导引、牵引、膏摩药浴、刮痧、拔罐、灸法等绿色自然的方法，既避免了单一生物医学模式中药物毒副作用的危害性，又顺应生物—心理—社会的新型医学模式，在有效节约资源的前提下，促进人类的健康。因此，社会的需要为整脊保健提供了广阔的发展空间，促进了整脊保健学的形成。

鉴于以上几个方面的因素，从 20 世纪 70 年代末开始，中医美容专门机构、盲人保健按摩室、桑拿、足疗等休闲娱乐场所如雨后春笋般出现。背部推按减压术、踩背保健术、背部拔罐推罐术、瑜伽整脊术、膏摩药浴等整脊保健技术逐渐成为这些保健机构的常用保健方法，受到广大爱好保健养生群体的高度关注。以手法整脊为主，导引、牵引、膏摩药浴、刮痧、拔罐、灸法等为辅的整脊保健体系不断完善。为规范保健推拿职业技能，国家劳动和社会保障部教材办公室组织各地的推拿专家编写了初、中、高级保健按摩师职业技术职业资格培训教材，其中颈项、腰背部的操作作为手法整脊保健的一部分，得到了广泛的应用。但是，由于从业人员的不确定性，整脊意外的事件仍时有发生，迫切需要一定的理论指导，这也促进了整脊保健学的形成。

二、整脊保健学的研究进展

党的"十九大"报告中提出"人民健康是民族昌盛和国家富强的重要标志"，这意味着从 2016 年的全国卫生与健康大会上的"优先发展战略地位"开始，"健康中国"已经成为党中央和各级政府为人民提供全方位全周期健康服务的理念。随着社会的发展，亚健康人群数量的增加，整脊保健技术作为一种简、便、验、廉、绿色环保的保健方法，顺应医学发展的需求，能够"促进健康，预防疾病"。整脊保健学必将作为保健医学的一个重要组成部分，为人类的健康事业做出重大的贡献。目前，由于脊柱及脊柱相关疾病发病率居高不下，整脊研究的重点多数集中在脊柱及脊柱相关性疾病的治疗方面，对整脊保健的研究相对较少。作为一门古老而又年轻的边缘学科，我们认为对整脊保健学的研究应该从基础理论、整脊技术及临床应用等方面开展。

首先，关于整脊保健的基础理论研究。我国古代已经对脊柱有了较为深刻的认识，认为背为胸中之府（背悬五脏），腰为肾之府。脊柱是内脏功能的反应区域，并通过髓的生成与脏腑紧密相连，通过经络与全身相通，督脉、带脉、足太阳膀胱经、足少阴肾经 4 条经脉的循行直接与脊柱相关，手阳明大肠经、手太阳小肠经、手少阳三焦经、足少阳胆经 4 条经脉通过交会于大椎，间接与脊柱相关，手阳明之筋、足太阴之筋、足少阴之筋 3 条经筋与脊柱相关，"气街"是脊柱与内脏联系更为直接的通路等基础理论，几千年来一直指导着整脊保健的临床实践，对整脊保健学的形成和发展起到了重要的作用。另外，脊柱解剖学、神经解剖学和生物力学方面的研究从形态学方面肯定了调整脊柱可以促进健康。

其次，关于整脊保健技术的研究。自 1975 年以来，脊柱推拿作为治疗脊柱疾病的主要治疗手段，已经有许多学者从功能解剖学、神经解剖学和生物力学等角度对其作用机制、疗效及手法的副作用等进行了全面研究，通过运用临床解剖、冰冻解剖、脊柱生物力学以及 CT 和 MRI 等技术对椎间盘、脊柱韧带、脊神经分布等进行研究，证实整脊是防治脊柱及脊柱相关性疾病的有效方法，其中手法整脊是较为安全有效的方法之一。近年来，关于脊柱推拿的安全性研究也逐渐增多，许多学者对脊柱推拿手法进行了分类，详细阐明了手法的操作要领和注意事项，并列出手法操作的适应证和禁忌证。计算机模拟与可视化技术的出现为此领域的研究提供了较为直观的研究手段，多学科交叉研究脊柱推拿手法对正常和不同脊柱疾患的脊椎关节运动的影响，逐步揭开手法整脊的作用机制，进而提高脊柱推拿手法的准确性和安全性。目前，单一整脊保健技术的应用研究，特别是手法安全性方面的研究，已经引起医学研究领域学者的重视。

最后，关于整脊保健的临床研究。 随着社会经济的不断发展、人们健康意识的不断增强，以及西方整脊术的相继传入，自 20 世纪 80 年代以后，整脊保健的临床应用越来越广泛。一方面，由于脊柱及脊柱相关性疾病发病的广泛性，关于颈椎病、胸椎病、腰椎病等脊柱病的专病研究逐渐增多，诸如不明原因的顽固性偏头痛、眩晕、耳鸣、耳聋、冠心病、血压异常波动等脊柱相关性疾病也越来越受到医学界的重视，各地中医院或综合性医院的推拿科或骨科相继开展了脊柱病专科的研究。研究者发现，脊柱及脊柱相关性疾病的发生与职业、年龄、生活习惯、工作姿势等有很大的相关性，而且，此类疾病的复发率较高。相关的实验研究还表明，脊柱及其周围软组织的应力异常，刺激或压迫附近的植物神经（神经根、交通支）、血管或脊神经及感受器是引起脊柱及脊柱相关性疾病的主要原因。为有效预防此类疾病的发生，降低其复发率，部分医院设置了贵宾保健科，运用整脊保健的方法促进患者的健康。另一方面，随着人们健康意识的不断增强和保健医学的发展，全国"治未病健康工程"的启动和实施，更多"KY3H 治未病中心"（K 代表昆仑，Y 代表炎黄，3H 代表健康文化、健康管理、健康保险"三位一体"的模式结构）的陆续建立及运行，整脊保健作为一种传统保健方法将会得到更为广泛的应用。庞大的市场需求促使民间整脊诊所、治疗中心或专科医院逐渐增多，部分美容保健机构及桑拿娱乐场所也纷纷推出精油推背减压术、踩背或跪背整脊保健术、通督按摩术等整脊保健服务，美式整体脊椎矫正术、日式骨盆矫正压揉术、瑜伽整脊保健术等培训班在各地相继出现，且不乏追随者。但是，由于整脊技术缺乏规范化管理，整脊保健的作用机制也缺乏明确的阐述，整脊意外在临床实践中时有发生，故临床应用的普遍性和机制研究的滞后性是该学科目前存在的主要问题。如何进一步将整脊治疗学中的研究成果运用于整脊保健中，使人类的脊柱保持健康，从而促进机体的整体健康，以切实贯彻我国传统医学"善治病者治未病"及"未病先防"的思想，有待进一步研究。

三、国外整脊保健的发展概况

（一）美国整脊保健的发展概况

美国的整脊保健主要运用美式整脊疗法（Chiropractic），又称美式按脊疗法。自

1895 年帕尔默医生（D.D.Palmer）用整脊的方法成功治愈 1 例耳聋患者的案例被报道后，他开始注重总结并提出按脊疗法理论。在经历了一段时期的曲折发展后，于 1980 年得到美国政府的承认，美国教育部、健康福利部指定帕尔默整脊学院为整脊专业的认证机构，规定该行业的从业者必须获得该专业的毕业证书或取得政府颁发的合格证。

目前，全美有 18 所学院或大学招收按脊疗法专业的学生，学制 4 年，课程设置涉及基础医学（如生理学、解剖学和生物化学）、临床医学（如实验诊断、放射诊断、骨科学、营养学及内科、外科、妇科、儿科、公共卫生等）和临床实践。每个学校除了教授学生相同的基础医学知识及脊椎矫正技术外，还有代表某些主要流派的特色课程，达到毕业水平的学生授予脊椎矫正学博士学位，经国家和各州严格考试后可合法独立行医。全美有 6 万多名合法的整脊医师，分布于美国的大、中、小城镇。

（二）日本整脊保健的发展概况

日本的整脊保健较为盛行。18 世纪中期，基于我国传统中医基础理论的中式整脊保健传入日本，形成日式传统整脊保健。日本明治维新以后，政府提倡全面学习西方文化，美式整脊保健随西方医学传入。20 世纪 80 年代初，日本国际预防医学实践研究所所长西园寺正幸先生创立日式骨盆矫正压揉法。从此，日本国内形成传统整脊、骨盆矫正压揉及美式整脊 3 种主要流派并存的局面。1992 年，日本成立了脊椎矫正学会，将脊椎矫正纳入正规医学领域的培养计划，其中相当一部分人具有美国博士学位。

传统整脊主要以推、按、跪压等中国传入的手法为主调整脊柱，在民间和注重养生保健的群体中较为流行。日本最早的美式脊椎矫正学院成立于 1974 年，学制为 5 年，课程设置及管理主要采取美国的培养模式。日式骨盆矫正压揉法的主要特点是把人体骨盆移位看作是影响健康的根本原因，故该整脊方法以患者骨盆为基础，以髋关节和脊柱为中心，将矫正法和压揉法有机结合在一起，调整骨盆的异常，消除肌肉和结缔组织的紧张及僵硬，扩大各个关节的可动范围，调动人体本身的自愈能力，从而恢复体内平衡状态，达到治病防病、强身健体的目的。

（三）其他国家和地区整脊保健的发展概况

其他国家和地区的整脊保健大多源于美式整脊，加拿大、德国、英国、韩国、新加坡等国家和地区等都很盛行美式脊椎矫正疗法。英国、加拿大、韩国等地还建立了自己的脊椎矫正学院，其中培养方式和课程设置均参照美国的模式，学生除了学习常规的医学基础知识外，还特别注重学习脊柱局部解剖学、神经解剖学和生物力学等知识。

目前，世界范围内整脊学院超过 80 所，每年有 3000 余名整脊医师毕业，多数人都从事脊柱相关疾病的诊疗工作。与此同时，越来越多的人认识到整脊保健的重要性，不仅自己践行，而且打出旗号，自立门户，短期培训各种层次的整脊保健工作者。整脊保健作为整脊医学的重要组成部分，没有医学基础知识的短期速成班学员在实际操作过程中难免会遇到各种棘手问题，手法不规范所致意外事件也时有发生。

第二章　整脊保健学的中医学基础 ▷▷▷▷

第一节　脊柱的生理功能

13 世纪宋慈《洗冤集录》较全面记载了人体骨骼系统的结构。对脊椎骨的形态结构做了较细致的描写。迨至清代《伤科补要》中详尽记载："背者，自后身大椎骨以下，腰以上之通称也，一名脊骨，一名膂骨，俗呼脊梁骨。其形一条居中，共二十一节，下尽尻骨之端，上载两肩，内系脏腑。其两旁诸骨，附接横叠而弯，合为前则为胸胁也。腰骨者，即脊骨之十四椎、十五椎、十六椎也。尾骶骨，即尻骨也，其形上宽下窄，上承腰脊诸骨，两旁各有四孔，名曰八髎。其末节名曰尾闾，一名骶端，一名橛骨，一名穷骨，俗名尾椿也。"归纳而言，其主要生理功能如下。

一、负重支撑

作为保持人类直立的支柱，早在《灵枢·经脉》中就有了"骨为干"的认识。骨骼是形骸的支架，而脊柱则是躯干的中轴骨，上承颅项，中围胸胁，下拢腰腹，共同构成人类躯体之骨干，支撑头、躯干、上肢的重量，由运动、负重等产生的附加重量。

二、主司运动

脊柱是人体运动的主体，但骨骼的运动功能是通过"筋"的"束骨利机关"来实施与完成的。脊柱通过椎间关节及附着的肌筋，将每个独立的骨骺加以连接后，构成既具有一定的稳定性，又兼具柔韧性的整体。《素问·五脏生成》言"诸筋者皆属于节"，骨居筋内，筋位骨外，大筋联络关节，小筋附于骨外，其功能为连属关节，络缀形骸，以脊柱为中心，完成人体基本的俯仰、屈伸运动，并维持躯干平衡。

三、藏精纳髓

髓属奇恒之腑之一，主要指脊髓，故《素问·脉要精微论》曰："骨者髓之府"。《灵枢·五癃津液别》中亦有"五谷之津液和合而为膏者，内渗入于骨空，补益脑髓"的记载。脑藏于颅腔之内，上至颅囟，下至风府。风府以下，脊椎骨内之髓即为脊髓。脊髓经项后复骨下之髓孔上通于脑，合称"脑髓"。《灵枢·海论》载"脑为髓之海，其输上在于其盖，下至风府"，与周身之精髓相关。《素问·五脏生成》曰"诸髓者皆属于脑"，脑与脊髓相通。《医学入门》曰："上至脑，下至尾骶，皆精髓升降之道路。"髓由肾的精气与水谷精微所化生，有充养骨骼、补益脑髓的作用。骨既有受承肾中先天之精髓和后天水谷所化生精微的作用，又有上奉精髓于脑的功能。所以针对髓海一说，《医学衷中参西录》较为中肯地指出："究其本源，实由肾中真阴真阳之气化合而成。"

《灵枢·海论》曰："髓海有余，则轻劲多力，自过其度；髓海不足，则脑转耳鸣，胫酸眩冒，目无所见，懈怠安卧。"人体生理发育的迟缓、脏腑的盛衰、官窍的敏钝、动作的巧拙，都与骨髓有关。《素问·脉要精微论》中指出："骨者髓之府，不能久立，行则振掉，骨将惫矣。"

第二节　脊柱与脏腑

古人对脊柱与脏腑之间的关系认识，始于《素问·脉要精微论》"背者，胸中之府，背曲肩随，府将坏矣；腰者肾之府，转摇不能，肾将惫矣"的记载。"背悬五脏"的位置解剖关系与生理上的相互依存和病理上相互影响的"五脏为中心观"，是对二者关系的高度概括。其主要体现于以下几个方面：

一、脊柱是内脏功能的反应区域

《素问·金匮真言论》载："东风生于春，病在肝，俞在颈项；南风生于夏，病在心，俞在胸胁；西风生于秋，病在肺，俞在肩背；北风生于冬，病在肾，俞在腰股；中央为土，病在脾，俞在脊。"本文将方位、病因、脏器及疾病的反应区域进行了对应排比，基本奠定了脏腑与躯干部，尤其是与脊柱之间的密切关系。《类经》曰："五脏居于腹中，其脉气俱出于背之足太阳经，是为五脏之俞……十二俞……皆通于脏气。"由此可知，背俞穴是脏腑经气输注于腰背部的腧穴，是腧穴与脏腑的直接联系。《类经》："背中大腧，在杼骨之端。肺俞在三焦之间，心俞在五焦之间，膈俞在七焦之间，肝俞在九焦之间，脾俞在十一焦之间，肾俞在十四焦之间，皆夹脊相去三寸所。"背俞穴的命名顺序亦是依据脏腑所处解剖位置而定。孙思邈言："凡诸孔穴名不徒设，皆有深意。"

二、骨生髓与脏腑紧密相连

髓的生理功能是连接脊柱与脏腑功能的纽带。骨和髓同属奇恒之腑，二者在生理上相互依存，病理上相互影响。《素问·脉要精微论》曰："骨者髓之府，不能久立，行则振掉，骨将惫矣。"骨正常生理功能的维持依靠髓的充养，同时为髓提供保护与容纳场所，并有协同髓发挥其功能的作用，髓的生理功能正常与否，取决于脏腑功能的强弱和协调与否。《灵枢·五癃津液别》曾提及"五谷之津液和合而为膏者，内渗入于骨空，补益脑髓"。饮食物所化生的精髓、津液不断地补益充养脊髓、脑髓和骨髓，以保证其正常的生理需求。若脏腑功能失调，津液代谢异常，髓失所养，则可出现脊柱屈伸不利、脑鸣、胫酸、色夭衰败等。

肾主骨，生髓。骨为人之支架，人体的骨骼依赖骨髓的营养，骨髓为肾精所化生，于是就形成了肾藏精、精生髓、髓养骨的生理关系。《素问·平人气象论》言"脏真下于肾，肾藏骨髓之气也"，骨骼的生长、发育与修复再生均依赖肾精的滋养和推动。故肾精充足，则骨髓充盈，骨骼壮实，肢体轻劲有力，反应敏捷，行动迅速，动作灵巧；反之，肾精不足，骨髓空虚，则会出现骨骼发育不良、骨骼退行性改变等病理表现。

第三节　脊柱与经络

一、经络的概念与作用

经络是人体经脉和络脉的总称。"经"即路径之意，是纵行的干线，多循行于人体的深部；"络"有网络的意思，是经的分支，深浅不一，广泛维络周身。经络系统是人体沟通表里内外，联系上下左右，网络周身前后，将脏腑肢骸、五官九窍、皮肉筋骨联成统一整体的组织结构。同时，经络系统将脏腑所化生的气血输送到身体各部，起到濡润滋养，协调阴阳以维持正常生命活动的作用。另外，经络系统有抗御外邪侵袭之功效，在病理状态下，病邪入侵时经络首先受邪而出现由外达内、由表及里的传变过程，并由此而产生各层次、各器官的病证。当脏腑发病时，也必定反映到外在的经络上而出现各种病理变化。在施与手法治疗时，即可出现《素问·调经论》所载"按摩勿释，着针勿斥，移气于不足，神气乃得复"的往来逆顺、上下出入的反应，从而起到"益其不足，损其有余"之治疗作用。

故网罗周身，联通整体；运行气血，协调阴阳；抗御病邪，反应病症；传导感应，调整虚实是经络系统的主要作用。如《灵枢·阴阳二十五人》记载："切循其经络之凝涩，结而不通者，此于身皆为痛痹，甚则不行，故凝涩。凝涩者，致气以温之，血和乃止。其结络者，脉结血不和，决之乃行。故曰：气有余于上者，导而下之；气不足于上者，推而休之；其稽留不至者，因而迎之；必明于经隧……"

二、经络系统的组成

经络系统以十二经脉为主体，包括奇经八脉、十二经别、十五络脉，为人体的气血通道，还包括以十二经脉循行部位所划分的十二经筋、十二皮部。

经络系统的组成：

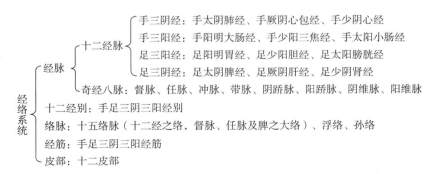

经络系统
- 经脉
  - 十二经脉
    - 手三阴经：手太阴肺经、手厥阴心包经、手少阴心经
    - 手三阳经：手阳明大肠经、手少阳三焦经、手太阳小肠经
    - 足三阳经：足阳明胃经、足少阳胆经、足太阳膀胱经
    - 足三阴经：足太阴脾经、足厥阴肝经、足少阴肾经
  - 奇经八脉：督脉、任脉、冲脉、带脉、阴跷脉、阳跷脉、阴维脉、阳维脉
- 十二经别：手足三阴三阳经别
- 络脉：十五络脉（十二经之络，督脉、任脉及脾之大络）、浮络、孙络
- 经筋：手足三阴三阳经筋
- 皮部：十二皮部

三、脊柱与经络的关系

《素问·气府论》曰"大椎以下至尻骨及傍十五穴，至骶下凡二十一节，脊椎法也"，脊柱与脏腑在生理上的联系和病理上的影响均是通过经络实现的。脊柱的功能正常与否，不仅取决于相关的脏腑，更取决于经络的功能状态。整脊保健的功能效应亦是通过经络完成的。足太阳经、经筋及督脉"夹脊"；足少阴经与督脉"贯脊"；足少阴经筋"循膂内夹脊"；足少阴络脉"外贯腰脊"；手阳明经筋"支者……夹脊"；足阳明经筋"上循胁属脊"；足太阴经筋"内者著于脊"。

（一）循行直接与脊柱相关的经脉

1. 足太阳膀胱经 《灵枢·经脉》曰："膀胱足太阳之脉……其直者，从巅入络脑，还出别下项，循肩髆内，夹脊抵腰中，入循膂，络肾，属膀胱。"其支者"从腰中下夹脊，贯臀，入腘中"，"从髆内左右，别下贯胛，夹脊内……"

2. 足少阴肾经 《灵枢·经脉》曰："肾足少阴之脉……贯脊属肾，络膀胱……""是主肾所生病者……脊、股内后廉痛，痿、厥，嗜卧，足下热而痛。""足少阴之别，名曰大钟，当踝后绕根，别走太阳；其别者，并经上走于心包下，外贯腰脊。病，气逆则烦闷；实，则闭癃；虚，则腰痛。取之所别也。"

3. 督脉 《难经·二十八难》曰："起于下极之输，并于脊里，上至风府，入脑。"《素问·骨空论》曰："督脉为病，脊强反折。"

4. 带脉 《脉经·平奇经八脉病》曰："左右绕脐，腹腰脊痛，冲阴股也。"《脉经·手检图》曰："苦少腹痛引命门，女子月水不来，绝继（经）复止（下）也，阴辟寒，令人无子；男子苦少腹拘急或失精也。"《灵枢·经别》曰："足少阴之正，至腘中，别走太阳而合，上至肾，当十四椎，出属带脉。"

（二）循行与脊柱交会的经脉

循行与脊柱交会的经脉即指通过交会于大椎，间接与脊柱交会的经脉。

1. 手阳明大肠经 《灵枢·经脉》曰："大肠手阳明之脉……上出于柱骨之会上，下入缺盆，络肺，下膈，属大肠。"柱骨之会，即张介宾注"颈项之根为天柱骨"，意指颈椎，一释作锁骨。"会"指大椎，为六阳经所聚会。

2. 手太阳小肠经 《灵枢·经脉》曰："出肩解，绕肩胛，交肩上，入缺盆。"

3. 手少阳三焦经 《灵枢·经脉》曰："循臑外上肩，而交出足少阳之后。"

4. 足少阳胆经 《灵枢·经脉》曰："至肩上，却交出手少阳之后，入缺盆。"

（三）《灵枢·经筋》记载经筋与脊柱相关的经脉

1. 手阳明之筋 "其支者，绕肩胛，夹脊。""其病当所过者支痛及转筋，肩不举，颈不可左右视。"

2. 足太阴之筋 "其内者著于脊。""其病……引膺中，脊内痛。"

3. 足少阴之筋 "循脊内夹膂，上至项，结于枕骨，与足太阳之筋合。""其病……在外者不能俯，在内者不能仰。故阳病者腰反折，不能俯；阴病者，不能仰。"

（四）脊柱与内脏联系更为直接的通路——气街

气街是指经脉的经气运行的道路，有头、胸、腹、胫四气街。气街的作用是在十二经脉气血运行于四肢末端时，因猝逢大寒或其他邪风侵袭而受阻，经气则沿着四气街迂回还复经脉，而继续进入循环。头气街是头面与脑之间的内外通路；在胸膺与背俞穴之间是胸气之街；在腹部冲脉左右之募穴与背俞相通者为腹气之街；胫气统指两下肢之经气，其气街在少腹部气冲穴处，汇集股、胫、踝、足之气血上返而达腹部之意。气街是脏腑和诸经气血横向输注的捷径，是脏腑前后相连、表里内外相通的横向通道。脏腑气血通过气街而直达于外，灌注于诸经；诸经气血也可借助于气街直达于内，以养脏腑。

第三章　脊柱的解剖学基础 ▷▷▷▷

第一节　脊柱骨和关节

一、脊柱的构成

正常人体的脊柱由 7 块颈椎、12 块胸椎、5 块腰椎、5 块骶椎和 3～4 块尾椎组成。在成人体内，骶椎和尾椎通常融为单个的骶骨和尾骨。通常用拉丁文首字母缩写形式表示单块椎骨，例如用 C3 表示第 3 颈椎、用 T10 表示第 10 胸椎、用 L2 表示第 2 腰椎、用 S1 表示第 1 骶椎。脊柱各个节段有明显的特异性形态学特征，不同的形态决定了其各节段的活动特征。位于颈胸联合、胸腰联合和腰骶联合的椎体通常具有相同的特征（体现出主要区段之间的过渡特征）。例如，第 7 颈椎的横突上通常具有能够与肋骨吻合的胸椎样肋凹，第 5 腰椎也可能会具有 "骶骨化" 特征（与骶骨基底或顶部融合）。这些过渡节段也是椎体关节紊乱的高发部位。

颈椎椎体较小，呈椭圆形。椎管大，呈三角形。横突根部具有横突孔，为椎动脉和静脉穿行；横突末端分为前、后结节。第 6 颈椎横突的前结节较大，颈总动脉经其前面上行，称为 "颈动脉结节"，当头部受伤严重出血时，可在此压迫颈总动脉暂时止血。第 2～6 颈椎棘突短而分叉。第 7 颈椎棘突长而水平，末端不分叉，可在体表摸到，因此，第 7 颈椎又称 "隆椎"，是临床上计算椎骨数目的重要标志。

胸椎椎体呈心形，其侧面后方，接近上缘和下缘处，各有一个半圆形的浅凹，与肋骨头构成肋椎关节，分别称为 "上肋凹" 和 "下肋凹"。横突粗而长，向外后，末端圆钝，前有横突肋凹与肋结节相关节。棘突较长，斜向后下，呈叠瓦状排列。

腰椎椎体特别厚大，无肋凹。椎孔大而呈三角形，关节突发达。棘突为长方形的骨板，几乎水平向后。

骶骨由 5 块骶椎融合而成，呈三角形。底向上，与第 5 腰椎相连接；尖向下与尾骨相连接。骶骨后面粗糙，正中线上的骨嵴称为 "骶正中嵴"，为骶椎棘突融合而成。嵴旁有 4 对骶后孔，骶骨前部有 4 对骶前孔。骶前孔与骶后孔均与骶管相连，分别有骶神经的前支与后支通过。骶骨的外侧面上宽下窄，上部分前方有耳状面与髋骨的耳状面相互构成骶髂关节。

尾骨由 3～4 块退化的尾椎融合而成。上接骶骨，下端游离为尾骨尖。各节段的骨学特征见下表（表 3-1）：

表 3-1　脊柱的骨学特征

	椎体	上关节面	下关节面	棘突	椎管	横突	备注
寰椎 （第1颈椎）	无	下凹，通常朝上	扁平轻度下凹，朝后	无	三角形，颈段中最大	颈段中最大	前弓与后弓结合
枢椎 （第2颈椎）	较高，具有垂直的齿突	扁平上凸，朝上	扁平，朝前下方	在颈段中最大，双裂	较大、三角形	形成前结节和后结节	支撑寰椎与颅骨
第3～6颈椎	具有钩突	扁平朝后	扁平朝前下方	分叉	较大、三角形	止于前结节和后结节	典型颈椎
第7颈椎	扁宽	扁平朝后	过渡成典型胸椎	较大，突出	三角形	致密突出，可能形成副肋	棘突较突出，称为"隆椎"
第2～9胸椎	切面呈正方形，肋切迹为2～9肋附着点	扁平，大多数朝后	扁平朝前	较长、尖	圆形	水平突出，有肋凹	典型胸椎
第1胸椎与第10～12胸椎	第1肋凹与第1肋完全匹配，第10～12胸椎具有完全肋凹	扁平，大多数朝后	扁平朝前	较长、尖	圆形	第10～12肋无肋凹	肋骨附着方式不同，非典型胸椎
第1～5腰椎	扁宽，第5腰椎呈楔形	下凹，朝向后中线	1～4腰椎上凸朝侧方；第5腰椎扁平朝前	坚固、矩形	三角形	细长、侧方突出	上关节突具有乳头体
骶骨	融合	扁平，朝后	无	无	三角形	无	
尾骨	退化、融合	退化	退化	退化	止于第1尾椎	退化	

二、脊柱的关节

典型的脊柱关节由横突与棘突、关节突关节及椎间关节 3 种功能组件组成。横突和棘突具有外侧支架（或杠杆）作用，可以增强肌肉和韧带的机械力量。

（一）关节突关节

关节突关节主要引导椎体沿着关节面做特定方向的空间运动（犹如铁轨引导火车的移动方向）。各个节段关节突关节的关节面的几何学特征、面积大小、空间方位各不相同，造成不同节段椎体的活动幅度和方向不同。脊柱包含 24 对关节突关节，分别由上个椎体的下关节突关节和下个椎体的上关节突关节组成。关节突关节表面有软骨覆盖，关节面周围有关节囊围绕，脊神经后支分出的神经再通过分支到关节囊，当关节囊被卡压或由于增生等原因受到刺激后，就会产生疼痛。此外，关节囊内有许多机械感受器可以感觉机械性刺激，为肌肉提供信息，辅助引导肌肉完成特定的方向性运动。

关节突关节面的方向会影响脊柱的运动学特征。大部分关节突关节面均处于水平面和垂直面之间，如颈椎的关节突关节和水平面接近 45°，而腰椎关节突关节面与水平面近乎垂直，因此，颈椎的旋转角度比腰椎要大。

（二）椎间关节

自第 2～3 颈椎至第 1 骶椎，脊柱中有 23 个椎体间关节，每个椎体间关节包含一个椎间盘、椎骨终板与邻近的椎骨体。这些关节主要起着吸收脊柱振动、分散压力负荷以及协助脊柱扭转的作用。通常，至少在腰段内，椎体间关节承受着椎间关节处的绝大部分重量。脊柱前屈时，体重的大部分向前转移到椎体间关节。以一个站立的人为例，两块相邻腰椎所承重压力的 80% 由椎体间关节承担，其余 20% 的压力由后部结构（例如关节突关节和椎板）承担。

1. 椎间盘　由中央的髓核与周围的纤维环构成。髓核是位于椎间盘中后部位的一种髓样凝胶物质。年轻人髓核的水分含量为 70%～90%。含水的髓核使椎间盘充当一个液压冲击减震系统，它可以不断地分散和转移相邻椎骨之间的压力负荷。纤维环主要由15～25 层胶原纤维同心层组成。纤维环的最外面或周围层主要由 I 型与 II 型胶原蛋白构成。这种排列为椎间盘提供了外围力量与灵活性。

椎间盘是一种结构独特的震动缓冲垫，可以保护椎骨免于承担由体重和肌肉收缩所产生的过度压力。挤压力向内（朝向髓核）挤压终板，由于髓核中富含水分，承受压力时，髓核向外发生辐射形变，挤压外侧纤维环，纤维环中的胶原纤维和弹性纤维环伸展而产生张力，又对髓核产生反方向的抵抗，这种内部抵抗使整个椎间盘内的压力被均匀地提高并传递至邻近的椎骨（图 3–1）。当挤压力从终板解除时，伸展的弹性纤维和胶原纤维将会回缩到原始负荷长度，为下一个压缩力做准备。

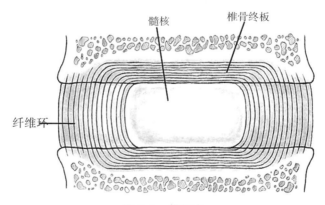

图 3–1　椎间盘

施加在椎间盘上的压缩力会加大髓核的静水压。静水压使整个椎间关节上的负荷得到吸收与均匀分布。椎间盘不仅保护椎体间关节，而且也间接保护关节突关节。当椎间盘出现脱水或变薄时，关节突关节所承受的压力负荷将增加。因此，一些学者认为，退化的椎间盘导致关节突关节继发关节炎（或关节病）。但另一些学者持相反的观点，认为是关节突关节的退变导致椎间隙变窄而造成了椎间盘的退化。

2. 软骨终板 成年人的椎骨终板是相对薄的软骨帽，它由结缔组织构成，覆盖在椎体前面与下面大部分区域。在人刚刚出生时，高度占椎间隙的50%；在儿童时期，终板充当着椎骨的生长板；成年时期，终板逐渐变薄，高度仅占每个椎间空间的5%。

终板面和椎体相接触的地方主要由钙化软骨构成，这里是终板与椎体骨间的"薄弱环节"，当椎体承受压力负荷时，它通常是椎体间关节中最先断裂的部分。穿孔或断裂的终板可使蛋白多糖胶从髓核中泄漏，导致椎间盘的结构被破坏，最终破坏脊柱的稳定性。

关节突关节或椎体间关节的损伤多半由外伤、应力积累、年龄增长、疾病等单因素或多因素合并导致，涉及这些关节的损伤可导致脊柱运动功能异常，身体某些部位出现疼痛、姿势扭曲或神经受压等病理变化。

第二节　脊柱相关肌肉

脊柱相关肌肉可分为背部浅层肌肉、中层肌肉和背部深层肌肉（图3-2）。

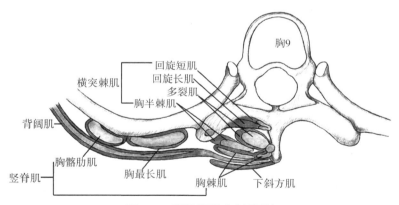

图 3-2　脊柱肌群（上面观）

一、背部浅层肌肉和中层肌肉

背部浅层肌肉包括斜方肌、背阔肌、菱形肌、肩胛提肌和前锯肌。斜方肌和背阔肌最为浅表，其次为较深的菱形肌和肩胛提肌。前锯肌位于胸廓前侧面。浅层肌肉双侧活动可以使中轴骨骼系统中的邻近部位发生伸展运动，单侧活动则可使该节段发生侧屈运动，并在大多数情况下使该节段发生轴向旋转运动。背部中层肌肉包括上后锯肌和下后锯肌，它们位于菱形肌和背阔肌深面。上后锯肌和下后锯肌都是一层较薄的肌肉，它们对脊柱的运动性或稳定性没有功能性贡献，但与肺部通气机制有关。

因为背部浅层和中间层的肌肉在胚胎发育时，起源于前部"肢芽"，在随后的发育过程中才开始向背侧迁移，并到达其在背部的最终位置，所以被称为外在肌。尽管诸如肩胛提肌、菱形肌和前锯肌等肌肉位于背部，但是严格说来它们是上肢肌肉。因此，所有背部外在肌均受脊神经的腹侧支支配（臂丛或肋间神经）。

二、背部深层肌肉

背部深层肌肉（表 3-2）包括竖脊肌群（图 3-3）、横突棘肌群（图 3-4、图 3-5）和短节肌群，特点为由浅至深肌纤维的长度逐渐变短并出现成角。与四肢和躯干前外侧的肌肉不同，位于背部深层的肌肉保持了其原始发育的位置，即神经轴背侧。因此，这些肌肉通常被称为背部"内在肌"。大多数背部内在肌受邻近脊神经后支的神经支配。

表 3-2　背部深层肌群

肌群及深度	肌肉	肌纤维方向	备注
竖脊肌群（浅层）	腰髂肋肌	头侧和外侧	主要功能为使脊柱侧屈
	胸髂肋肌	垂直	
	颈髂肋肌	头侧和正中	
	胸最长肌	垂直	竖脊肌群中发育最完全
	颈最长肌	头侧和正中	
	头最长肌	头侧和外侧	
	胸棘肌	垂直	界限不明，存在融合
	颈棘肌	垂直	
	头棘肌	垂直	
横突棘肌群（中间层）	半棘肌		
	胸半棘肌	头侧和正中	跨越 6~8 个椎间关节
	颈半棘肌	头侧和正中	
	头半棘肌	垂直	
	多裂肌	头侧和正中	跨越 2~4 个椎间关节
	回旋肌		
	回旋短肌	水平	回旋短肌跨越 1 个椎间关节
	回旋长肌	头侧和正中	回旋长肌跨越 2 个椎间关节
短节肌群（深层）	棘突间肌	垂直	颈段发育完善，棘突间肌与韧带融合
	横突间肌	垂直	

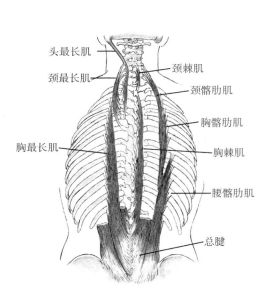

头最长肌
颈最长肌
颈棘肌
颈髂肋肌
胸髂肋肌
胸最长肌
胸棘肌
腰髂肋肌
总腱

图 3-3　竖脊肌群（后面观）

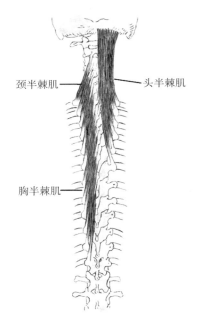

颈半棘肌
头半棘肌
胸半棘肌

图 3-4　横突棘肌群浅层（后面观）

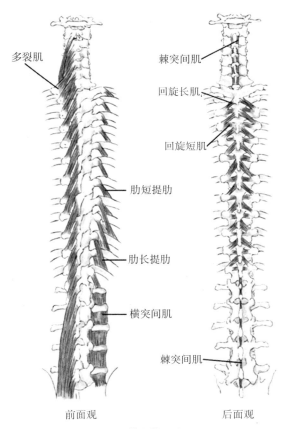

多裂肌
棘突间肌
回旋长肌
回旋短肌
肋短提肌
肋长提肌
横突间肌
棘突间肌

前面观

后面观

图 3-5　横突棘肌群深层

（一）竖脊肌群

竖脊肌群是一组边界不明确的大型肌肉，它们均沿脊柱两侧走行。竖脊肌群由以下肌肉组成：棘肌、最长肌和髂肋肌。每种肌肉又可以进一步划分 3 个不同的节段，从而产生了 9 个不同的肌肉名称。各块肌肉之间相互重叠，但其长度和大小变化较大。整块竖脊肌具有一个共同附着部位，通过宽而致密的肌腱结合于骶骨的浅面，从总腱发出 3 条垂直走向的肌肉（肌肉之间界限不明），即棘肌、最长肌和髂肋肌。

1. 棘肌　包括胸棘肌、颈棘肌和头棘肌。这种较小的并且分界不清楚的肌肉源自总腱的上方。棘肌是通过附着在大多数胸椎的邻近棘突或者颈部的项韧带上而向上延伸的。头棘肌通常与头半棘肌交错融合。

2. 最长肌　包括胸最长肌、颈最长肌和头最长肌，是一组最大且发育最为完善的竖脊肌群。胸最长肌起自骶骨、腰椎棘突和下位胸椎横突，其附着点分为内侧部和外侧部：内侧部至腰椎副突和胸椎横突，外侧部至肋、腰椎肋突和胸腰筋膜深层；颈最长肌起自上 6 个胸椎横突，止于第 2 ~ 5 颈椎横突后结节；头最长肌起自上 3 ~ 5 个胸椎和下 3 个颈椎横突，止于颞骨乳突。头最长肌和颈最长肌上部的倾斜角度更大，这表明上述肌肉可以协助头颈部完成同侧轴向旋转运动。

3. 髂肋肌　包括腰髂肋肌、胸髂肋肌和颈髂肋肌。它们占据了竖脊肌群外侧柱的大部分。腰髂肋肌产生于总腱，向上并且稍微向外伸展，而后附着在下肋骨角的侧面。胸髂肋肌附着在肋中部和上部，并且与之垂直。从这一点开始，颈髂肋肌继续向颅侧和内侧延伸，附着于脊柱颈段中部横突的后结节上方，与颈最长肌伴行。

竖脊肌群沿着中轴骨骼系统分布，跨越了相当长一段距离。这种解剖结构特征表明，该肌群更适合于控制整个中轴骨骼系统的总体运动，而非控制某个椎间关节的精细运动。作为一个肌群，双侧竖脊肌收缩可以使躯干、头部或颈部发生伸展运动。肌肉相对较大的横截面面积使它们能够产生跨越轴向脊柱的较大扭矩。通过同时附着于骶骨和骨盆，竖脊肌可以使骨盆发生前倾，从而进一步增加脊柱的前凸程度。当单侧竖脊肌收缩时，外侧的髂肋肌是最有效的侧向屈肌；最长肌和髂肋肌可以协助完成单侧轴向旋转。

（二）横突棘肌群

横突棘肌群位于竖脊肌群下方深部，由浅至深分别包括半棘肌、多裂肌及回旋肌，附着部位为连接下位椎体的横突与上位椎体的棘突。横突棘肌群中的许多肌肉均具有相同的形态特征，但是其长度和所跨越的椎间关节数量存在较大差异。

1. 半棘肌　由胸半棘肌、颈半棘肌和头半棘肌组成。每块肌肉或每块肌肉内的主要肌纤维通常跨越 6 ~ 8 个椎间关节。胸半棘肌由多块较薄的肌纤维束组成，肌纤维之间通过较长的肌腱相互连接。胸半棘肌的肌纤维分别连接第 6 ~ 10 胸椎的横突与第 6 颈椎至第 4 胸椎的棘突。颈半棘肌比胸半棘肌更薄，发育更为完善，它们分别连接脊柱上胸段的横突与第 2～5 颈椎的棘突。其与枢椎（第 2 颈椎）突起的棘突相连的肌纤维发育尤其良好，可以作为稳定枕下肌群的重要结构。头半棘肌位于夹肌和斜方肌的深处，该肌肉主要起源于脊柱上胸段的横突处。头半棘肌上段逐渐增厚，并附着于枕骨上一块相对较大的区域内，从而填充了上项线与下项线之间的大部分区域。头半棘肌和颈半棘肌是跨越颈后部最大的肌肉。体积较大且接近垂直走向的肌纤维解释了这一事实：这些肌肉可以为头颈部提供 35%～40% 的伸展扭矩。右侧和左侧头半棘肌位于上颈部正中线的两侧，呈致密圆形条索状，该肌肉在体表可以触及，在婴儿和皮下脂肪较薄而且肌肉发达的成年人中则更加明显。

2. 多裂肌 位于半棘肌深处。"多裂肌"这个复数名词形式，表明它是由多种肌纤维组成，而非一组独立的肌肉。全部多裂肌的纤维方向和肌肉分布方向，均延伸于骶骨后侧与第 2 颈椎之间。多裂肌起于某椎骨的横突，止于其上方 2～4 个椎体的棘突。多裂肌是腰骶部最厚、发育最为完善的肌肉。其重叠的纤维填充了棘突和横突之间的大部分凹隙，为脊柱的基部提供了伸展扭矩相关稳定性的来源。腰多裂肌产生过度张力，可以导致腰椎过度前凸。

3. 回旋肌 是横突棘肌群中位置最深的肌肉。与多裂肌一样，回旋肌也是由一大组独立的肌纤维组成。尽管在整个脊柱节段都存在回旋肌，但颈部回旋肌发育最完善。每条肌纤维均附着于椎体横突与其上位 1 个或 2 个椎体的椎板处或棘突的基底部。

与竖脊肌群相比，横突棘肌群所跨越的椎间关节较少，故其能控制精细运动并能为跨越中轴骨的力量提供稳定环境。横突棘肌群双侧收缩使脊柱后伸，单侧收缩使脊柱侧屈。

（三）短节肌群

由棘间肌和横突间肌构成，位于横突棘肌群深部。该肌群肌肉长度非常短，每块肌肉只跨越一个椎间关节。该肌群双侧收缩时，产生的伸展扭矩非常有限；单侧收缩时，可使脊柱发生侧屈运动，并增加脊柱稳定性。

第三节　脊柱相关韧带

脊柱韧带具有限制运动、帮助维持脊柱正常生理弯曲并通过稳定脊柱来保护脆弱的脊髓与脊神经根的作用。根据在脊柱中的不同位置，它们拥有着不同的强度与功能（图 3-6，表 3-3）。

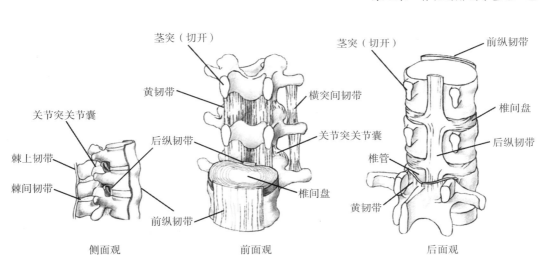

图 3-6　脊柱相关韧带

表 3-3　脊柱系统主要韧带

韧带	附着位点	功能
前纵韧带	附着于从枕骨基底部至全长脊柱之间的所有椎体（包括骶骨）的前表面上	稳定腰椎前凸；限制脊柱颈段和腰段背伸时过度前凸；增强椎间盘前倾
后纵韧带	附着于从枢椎（第 2 颈椎）至骶骨之间的所有椎体的后表面上	限制屈曲运动；增强椎间盘后侧稳定性
黄韧带	附着于上一块椎骨椎板的前面与下一块椎骨椎板的后缘上部	脊柱前屈时，限制椎弓板分离，帮助前屈的脊柱恢复直立，保护椎间盘
棘上韧带与棘间韧带	附着于（第 7 颈椎至骶骨区段内）所有相邻椎骨的棘突之间	限制屈曲运动
横突间韧带	位于相邻横突之间	限制对侧躯体的侧向与前向屈曲运动

　　前纵韧带是一个长条状的韧性结构，它附着在枕骨基底部及所有椎骨体（包括骶骨）的前表面。深层的纤维与椎间盘的前侧结合，并对椎间盘的前侧起到加固作用。前纵韧带在脊柱伸展时绷紧，在屈曲时松弛。在颈段与腰段，前纵韧带的张力帮助维持脊柱的前凸。

　　后纵韧带是一条连续的带状组织，它连接于枢椎（第 2 颈椎）与骶骨之间所有椎骨的后表面。后纵韧带位于椎管内，脊髓的正前方。后纵韧带深部纤维在其全长中与椎间盘后侧的纤维交错穿插，起稳定加固椎间盘后侧的作用。在头侧端，后纵韧带较宽，随后向脊柱腰区延伸而逐渐变窄。由于后纵韧带在腰椎节段较细长，比前纵韧带明显要窄，所以椎间盘更容易向后外侧突出。后纵韧带在脊柱屈曲过程中变得越来越紧绷。

　　黄韧带分布于整个脊柱，与附近的椎板形成椎管的后壁，分为内、外两部分，内侧部附着于下位椎板背面的上部，向后弹性纤维减少成为棘间韧带，外侧部穿行在关节突关节的前方，附着于关节囊上。黄韧带即"黄色韧带"，该名称表明韧带中富含亮黄色弹性结缔组织，包含 80% 的弹性蛋白与 20% 的胶原蛋白。该组织的高弹性适合在很大的屈曲范围内施加相对适中且恒定的阻力。测量显示，在从中立位到深度屈曲位，黄韧带的拉伸力（拉长）增加 35%。当躯干过度屈曲，黄韧带长度超过初始长度的 35% 时，可导致断裂，相应部位椎间盘前侧会受到巨大的挤压力。黄韧带在腰椎节段最厚，该节段椎间屈曲的幅度最大。无论是从功能角度来看，还是从结构角度来看，黄韧带的高弹性都是很重要的，除了为全范围屈曲提供循序渐进的阻力，其固有的弹性还在椎骨之间施加了很小但恒定的挤压力，即使在中立位也不例外，这种弹性应力可以防止脊柱屈曲时椎间盘突出导致脊髓受损。

棘间韧带填充了邻近棘突之间的大部分空间。更深、更富弹性的纤维与黄韧带相结合，更浅层的纤维包含更多的胶原蛋白，并与棘上韧带相结合。由于部位不同，纤维方向与棘间韧带组织走向有所不同。

棘上韧带连接棘突顶端，与棘间韧带相同，这些韧带阻止附近棘突分离，进而阻止脊柱的屈曲运动。在脊柱颈段，棘上韧带广泛分布，并向头部延伸为项韧带。项韧带向后伸展产生的被动张力可以为头颈部提供重要的支撑作用。项韧带也可以为头颈部各块肌肉（如斜方肌、头夹肌和颈夹肌）提供附着位点。坚韧的项韧带，使我们难以从体表触摸到脊柱颈段上中部椎体的棘突。由于张力和结构的不同，在脊柱极度屈曲时，腰段的棘上韧带通常最先断裂。

关节突关节囊的韧带，包括连接在关节面边缘的大部分胶原纤维。关节突关节囊由邻近的多裂肌与黄韧带进行加固，在腰段最为明显。关节突关节的关节囊韧带很强壮，可以在衰竭前承受高达 1000N（约 225 磅）的张力。关节囊在中立位相对较为松弛，前屈接近极限时，关节囊韧带紧绷。当只考虑矢状面时，在屈曲的过程中，位于椎骨体后面的所有韧带都会被拉伸。相反，在伸展的过程中，椎骨体前面的任何韧带都会被拉伸。

第四节 脊柱的运动特点

一、描述运动方式的术语

大部分椎间关节的运动幅度都很小。若将整个脊柱区段的运动累加起来，这些小幅度的运动也会产生显著的成角运动。整个中轴骨（包括脊柱与颅骨）主要在矢状面、冠状面、水平面三个主平面内运动（图 3-7）。若以位于上侧的脊柱节段前缘上的某点作为运动参照方向，整个脊柱通常以"头尾"方式运动。例如，在 C4 ～ C5 轴左旋过程中，尽管椎骨棘突向右侧旋转，但第 4 颈椎椎体前部则向左后侧旋转。椎间运动的关节运动学术语主要描述关节突关节之间的相对运动。靠近、分离和滑动是椎间关节常用的运动学术语（表 3-4）。

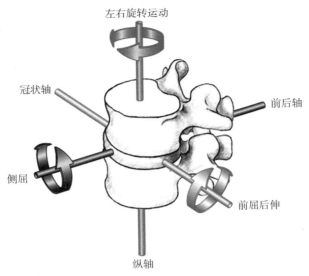

图 3-7 脊柱的运动轴

表 3-4 椎间关节的运动学术语

通用术语	运动平面	围绕的运动轴
屈、伸	矢状面	内、外
左侧屈、右侧屈	冠状面	前、后
左旋、右旋	水平面	垂直

二、颈椎节段

（一）矢状面运动

头颈部是整个脊柱中活动性最好的部位，头颈节段内的单个关节通常以高度协调的方式相互配合。

1. 屈曲和伸展运动的骨结构变化 头颈部有 20°～130° 的屈曲和伸展运动范围，从 30°～35° 伸展的中立位置（静息脊柱生理性前弯），头颈部还可以进一步伸展 75°～80°，屈曲 45°～50°。在头颈部，伸展范围是屈曲范围的 1～1.5 倍。除了脊柱相关肌肉以外，结缔组织限制了头颈运动的极限程度。例如，项韧带与棘间韧带限制颈椎的过度屈曲，前纵韧带则限制其过度后伸。来自纤维环前缘的挤压力限制了屈曲，而来自纤维环的后缘挤压力限制了伸展。头颈部在矢状面上进行的所有运动中，20%～25% 由第 2～7 颈椎的关节突关节来完成。在下列 3 个关节部位，屈曲和伸展运动的旋转轴均大致从正中向外侧延伸：寰枕关节部位的枕骨髁，寰枢关节复合体部位的齿突及第 2～7 颈椎体或邻近的椎体间关节。当颈椎呈完全屈曲状态时，颈椎管内容积最大；当其呈完全伸展状态时，颈椎管内容积最小。由于该因素，颈椎椎管狭窄患者在进行过伸运动时，更容易发生脊髓损伤。因反复进行过伸运动的相关损伤，可能会导致脊髓型颈椎病和相关神经功能缺陷（图 3-8）。

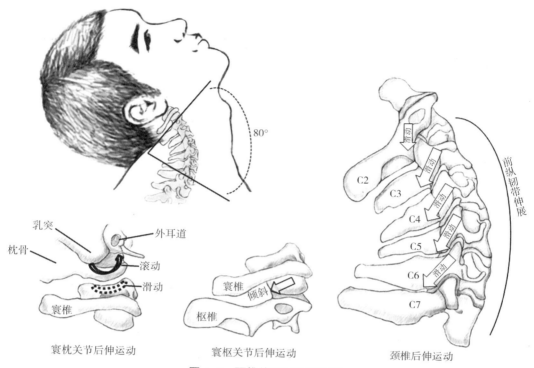

图 3-8 颈椎伸展运动示意图

2. 屈曲和伸展时各关节活动特点

寰枕关节：仰头运动时，枕骨髁在寰椎上关节面内向后方滚动；点头运动时，向前方滚动。根据传统的关节凹凸运动学理论，枕骨髁在滚动过程中会同时向反方向发生轻度滑动。关节囊、寰枕膜所产生的张力会限制关节运动的程度。

寰枢关节复合体：寰枢关节复合体的主要运动方式是轴向旋转，也有大约 15° 的屈曲和伸展运动。前屈时，寰椎关节面向前倾斜；后伸时，向后倾斜。在一定程度上，寰齿关节之间的连接面限制了倾斜的程度。

颈内关节（第 2 ～ 7 颈椎）：第 2 ～ 7 颈椎节段内的屈曲和伸展运动均沿关节突关节面活动。颈部后伸时，上位椎体的下关节面相对于下位椎体的上关节面向后滑动。这些运动可以产生 55° ～ 60° 的伸展运动。颈椎中立位或轻微伸展时，关节突关节内的接触面积最大。因此，该位置通常被认为是关节突关节的闭合位置。当颈椎前屈时，上位椎体的下关节面相对于下位椎体的上关节面向前上方滑动，可产生 35° ～ 40° 的屈曲幅度。屈曲运动将会拉伸关节突关节囊，并减小关节的接触面积。总之，由于颈部关节突关节面之间可发生相对滑动，颈椎可以进行 90° ～ 100° 的屈曲和伸展运动。颈椎的活动范围较大，其部分原因是关节突关节面的斜面所提供的活动弧相对较长，关节面之间可发生自由滑动。通常，在第 2、3 颈椎和第 7 颈椎与第 1 胸椎之间，椎间关节在矢状面上的运动幅度可达 15°。在第 5 和第 6 颈椎之间的矢状面角位移幅度最大，从而使该脊柱节段成为椎关节强直和屈曲过度导致局部骨折的高发部位（图 3-9）。

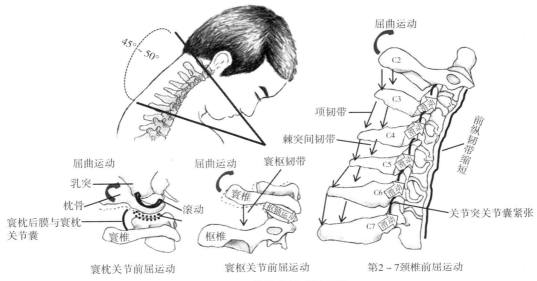

图 3-9　颈椎屈曲运动示意图

此外，头部还可以在矢状面上进行前伸（下巴前伸）和后缩（下巴后缩）运动。在中立位，最大限度地前伸比后缩的范围大 80%（在正常成年人中，分别为 6.23cm 与 3.34cm）。通常头部前伸可以导致中下段颈椎发生屈曲，同时上段颈椎发生伸展；相反，头部后缩可以导致中下段颈椎发生伸展（变直），同时上段颈椎发生屈曲。在两种运动形式中，中下段颈椎都会随头部发生位移。头部的前伸和后缩运动在生理学上都具有重要的运动模式。但是，长时间保持前伸姿势可出现慢性前伸头位，从而导致颅颈部伸肌群牵张过度。

（二）水平面运动

1. 轴向旋转的运动特征　头颈部的轴向旋转运动是一项与人体视听觉密切相关的重要运动功能。头颈旋转的范围是 65°～75°，但因年龄的不同而有所差异，头颈双向全部旋转范围为 160°～180°。此外，在躯干不进行任何运动的情况下，眼睛可进行 160°～170°的水平运动，它的双向视野达到 330°。在头颈部约有 1/2 的轴向旋转运动由寰枢关节复合体完成，其余的轴向旋转运动由第 2～7 颈椎完成。由于枕骨髁嵌入寰椎上关节面内，因此寰枕关节的旋转运动能力非常有限。

2. 轴向旋转时颈椎关节的运动特征

寰枢关节复合体：寰枢关节复合体的结构非常适合其最大限度地在水平面上进行旋转运动。齿突与寰椎前弓构成骨性关节面，后方有横韧带和翼状韧带相互缠绕，使寰枢关节可以做 35°～40°的轴向旋转运动。在转动中，寰椎的下关节在枢椎上关节面上发生相对滑动。由于寰枕关节的轴向旋转能力有限，因此颅骨通常随寰椎一起同向旋转。头部和寰椎的旋转轴是由齿突提供的，旋转的幅度主要由对侧的翼状韧带、关节突关节中的韧带张力及颅颈部位的许多肌肉来限制。当颈椎进行大幅度的旋转时，会较大程度地拉伸上段椎动脉，当上颈段关节紊乱或枕下肌群痉挛时，会刺激椎动脉，出现相应的症状。

颈内关节：在第 2～7 颈椎节段，旋转运动主要受关节突关节内各关节面之间的空间方位的影响。各关节面与水平面和额状面之间分别成 45° 夹角。在旋转方向的同侧，下关节面将会向后并稍微向下滑动；在旋转方向的对侧，下关节面会向前并稍微向上滑动。与寰枢关节复合体的轴向运动范围相近，在第 2～7 颈椎节段，颈椎可分别向两侧进行 30°～35° 的轴向旋转运动。越靠近颅骨，颈椎的旋转幅度越大（图 3-10）。

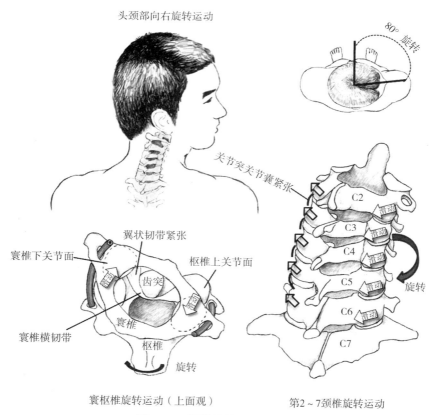

图 3-10　颈椎旋转运动示意图

（三）额状面运动

整个头颈段脊柱可向两侧进行 35°～40° 的侧屈运动。侧屈运动的极限标志为耳郭接触到同侧肩峰。侧屈运动由第 2～7 颈椎节段完成，寰枕关节有 5° 的侧屈范围，寰枢关节复合体几乎没有侧屈能力（图 3-11）。

寰枕关节：枕骨髁可以在寰椎的关节面上进行小幅度的旋转运动，根据关节凹凸关系，枕骨髁将沿着与滚动相反的方向进行轻微滑动。

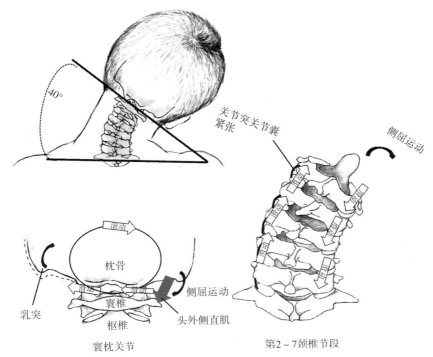

图 3-11　颈椎侧屈运动示意图

　　颈内关节：第 2 ～ 7 颈椎节段的关节在侧屈运动时，同侧的下关节面向下后方滑动，而侧屈运动对侧的下关节面则向前上方滑动（表 3-5）。

表 3-5　头颈部在三个运动面上的运动范围

关节	矢状面（屈曲、伸展）	水平面（旋转）	额状面（侧屈）
寰枕关节	屈曲 5° 伸展 10° 总体 15°	可以忽略不计	约 5°
寰枢复合体	屈曲 5° 伸展 10° 总体 15°	35°～ 40°	可以忽略不计
关节突关节（C2 ～ C7）	屈曲 35°～ 40° 伸展 55°～ 60° 总体 90°～ 100°	30°～ 35°	30°～ 35°
整个头颈段	屈曲 45°～ 50° 伸展 75°～ 80° 总体 120°～ 130°	65°～ 75°	35°～ 40°

三、胸椎节段

　　人体站立时，胸段呈 40°～ 45°的生理后凸。胸椎运动特点：每个单一椎间关节活动度很小，但所有胸段椎间关节活动叠加后将产生明显的运动。发生在任何既定平面中的胸廓运动的方向与程度均会受到一些因素的影响，包括胸段的静息姿势、关节突关节、与胸腔的连接以及椎间盘的相对高度。与颈段和腰段相比，胸段的椎间盘与椎骨体高度比最小。在受到骨压缩的阻力之前，相对薄的椎间盘自然限制了一个椎骨体在另一个椎骨体上旋转（或摆动）的幅度，至少在矢状面与额状面中如此。虽然该因素稍微降低了胸廓的灵活性，但它增加了该节段的整体稳定性（表 3-6）。

表 3-6　胸椎在三个运动面上的运动范围

	矢状面（屈曲、伸展）	水平面（旋转）	额状面（侧屈）
屈曲运动	30°～40°	30°～35°	25°～30°
伸展运动	20°～25°		
总范围	50°～65°		

（一）屈曲运动和伸展运动

整个脊柱胸段的屈曲运动幅度可达 30°～40°，伸展运动幅度可达 20°～25°。屈曲的极限程度受制于椎骨体后方的结缔组织拉力，包括关节突关节的囊、棘上韧带与后纵韧带。另外，伸展的极限程度受制于前纵韧带的拉力及椎板或相邻的棘突之间潜在的碰撞，尤其是中上胸椎（图 3-12、图 3-13）。

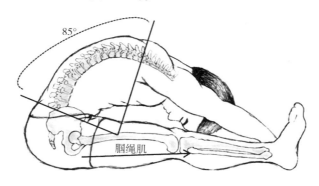

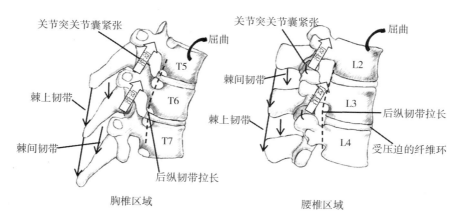

图 3-12　胸腰椎屈曲示意图

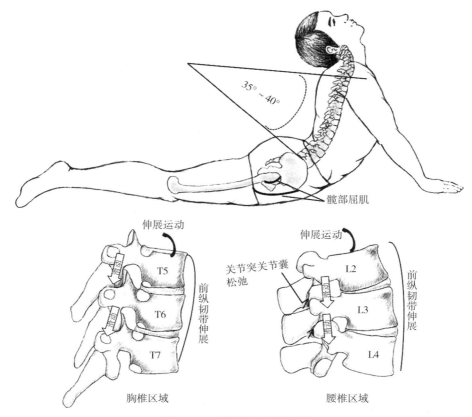

图 3-13 胸腰椎伸展示意图

（二）胸椎小关节的轴向旋转运动

整个脊柱胸段可以在水平面上各向两侧进行 30°～ 35°的轴向旋转运动。当第 6 胸椎和第 7 胸椎之间进行旋转运动时，第 6 胸椎的下关节面和第 7 胸椎的上关节面发生短距离相对滑动。胸椎在做轴向旋转运动时，由上往下活动幅度逐渐减小。

（三）胸椎小关节的侧屈运动

由于大部分胸椎的肋凹关节面均与额状面平行，因此它们可以进行相对自由的侧屈运动。脊柱胸段以及整个脊柱胸腰段的侧屈运动中，胸椎可以各向两侧进行 25°～ 30°的侧屈运动。当第 6 胸椎在第 7 胸椎上方进行右侧屈运动时，第 6 胸椎的左侧下关节面发生右前上滑，右侧下关节面发生右后下滑。需要注意：在右侧，肋骨位置轻度下降；在左侧，肋骨则轻度上抬（图 3-14）。

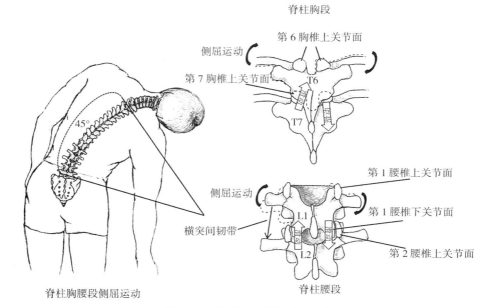

图 3-14　胸腰椎侧屈运动示意图

四、腰椎节段

（一）矢状面上的运动

因为腰椎大部分关节突关节面朝向矢状面，所以腰椎主要运动形式在矢状面上。腰段屈曲运动幅度为 40°～50°，伸展运动幅度为 20°左右。屈曲与伸展运动仅由 5 个椎间关节完成，所以相对胸椎来说，腰椎在矢状面上 55°～70°的运动幅度非常大。

1. 腰椎屈曲运动　当骨盆相对于股骨发生屈曲运动时，腘绳肌会被拉伸，肌肉长度增加。脊柱下端被骶髂关节固定，若脊柱腰椎中上部继续发生屈曲，则会导致脊柱下腰部的生理前凸变直。此时，由体重产生的挤压力将会前移，从关节突关节传递至椎间盘和椎骨体。被挤压的椎间盘前部与被拉伸的后部韧带支持着躯干在逐渐屈曲时的大部分应力，当其发生极度屈曲时，完全伸展的关节突关节囊将会限制上位椎体进一步向前移动。过度屈曲体位会显著减少关节突关节内的接触面积。与之相反，尽管处于完全屈曲状态的腰椎可以降低某个关节突关节所承受的总负荷，但由于分散负荷的表面积减少，接触压力可能会增加。但是，接触压力的大小取决于施加于屈曲关节上的力的总大小。当屈曲位置的躯干肌强烈激活时可使接触压力变得很大，过大的压力可能会使屈曲的关节突关节受到损伤，尤其是关节长时间保持屈曲位置时。腰椎屈曲的角度与每个椎间孔的大小与髓核的潜在变形有很大的关系。相对于中立位，腰椎完全屈曲时椎间孔的直径可增大 19%。从治疗的角度看，腰椎的屈曲可暂时减轻腰部神经根症状。然而这样的运动将会使髓核后移，增加后侧纤维环张力，严重时可导致纤维环破裂，髓核随之后移甚至溢出，形成椎间盘膨出、突出及脱出等临床症状。

2. 腰椎伸展（后伸）运动　腰椎伸展时会使生理前凸的角度增加，当腰椎和髋关节同时处于完全伸展状态时，髋部屈肌（如股直肌、髂腰肌等）与囊韧带被动拉长，这些组织会产生较大的拉力反作用于骨盆前方，迫使骨盆向前倾斜，从而促使脊柱生理前凸增加。

（二）水平面运动

腰椎关节突关节近乎呈矢状，限制了腰椎节段的旋转运动。腰段脊柱在水平面只能向两侧各做 5°～ 7°的旋转运动。但是，腰椎的旋转都伴有不同程度的胸椎及髋关节的参与。因此，腰椎的实际旋转角度都大于 5°～ 7°。腰椎右旋时，上一椎体的下关节面右侧将与下一椎体的上关节面的右侧相靠近其至挤压；左旋时情况相反。腰椎旋转角度非常小，L3 ～ L4 椎体节段旋转角度仅比 1°稍大。

此外，腰椎的旋转运动基本上都伴随着关节软骨的挤压，被动牵拉的纤维环在一定程度上也限制了腰椎的旋转。理论上一个腰椎节段发生 3°的旋转便会将纤维环的胶原纤维撕裂。

（三）额状面运动

腰椎可以在额状面上进行 20°的运动，即可以在两个方向上各进行 20°的侧屈运动。除了关节突关节的方向和结构不同外，腰椎和胸椎的侧屈运动学一致。对侧的韧带限制腰椎的过度侧屈，理论上，髓核也会随着侧屈运动移向对侧。

第四章　脊柱的生物力学基础 ▷▷▷▷

生物力学是研究生物体机械运动和性质的一门边缘科学。人体的脊柱由骨、肌肉、血管和神经组成，具有许多机械力学和生物力学性质，脊柱周围的关节囊、韧带与肌肉中存在着丰富的机械感受器。在脊柱疾病的始因和演变环节中，动静力平衡失调及由此而产生的应力负反馈调节机制，往往是重要的因素。因此，为深入了解脊柱，矫正脊柱力学失衡，我们需要了解脊柱的生物力学特征。

一、脊柱的生物力学特性

（一）脊柱的正常生理曲度

人体脊柱的生理弯曲是由人体矢状面上脊柱的一系列凹凸组成的，包括向前凸的颈凸和腰凸以及向后凸的胸凸和骶凸（图 4-1）。这些生理弯曲决定了当人体以静息姿势站立时脊柱的姿势。脊柱在颈椎节段的前凸程度通常较腰椎节段要小。相反，脊柱在胸椎和骶尾表现出自然后凸姿势。脊柱向后凸时可以为胸腔和盆腔提供空间容纳脏器。四个生理凸出的形成过程：在胚胎期，整个脊柱都向后凸出，呈 C 形。颈椎和腰椎节段在出生以后逐渐向前凸，这与人体运动功能的逐渐形成以及维持直立姿势有关。在脊柱颈段，随着婴儿开始关注周围环境，头颈伸肌群便开始牵拉头颈部脊柱，颈椎出现后伸状态。在更接近尾端的部分，日渐发育完善的骶部肌群开始牵拉腰段脊柱向前弯曲，以便于直立行走。一旦婴儿能够站立活动，脊柱腰段的自然前凸有利于引导机体将重力通过重力线传递至双足，以支撑身体保持直立。最后脊柱发育成为两个前凸及两个后凸的四个生理弯曲。

脊柱的自然生理弯曲并不固定，人体在运动过程中和处于不同姿势时，其生理弯曲的形状会发生动态改变。脊柱伸展会使颈椎和腰椎的前凸程度增加，胸椎的后凸程度则减弱；而脊柱屈曲会使颈椎和腰椎的前凸程度减弱或变得扁平，胸椎的后凸程度则增加。骶尾曲较为固定。

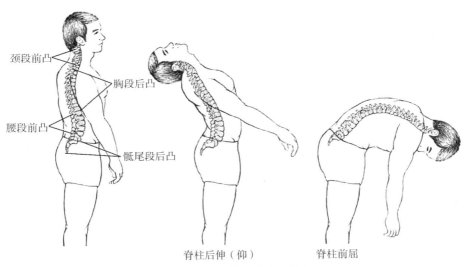

图 4-1 脊柱的正常生理曲度

颈段前凸
胸段后凸
腰段前凸
骶尾段后凸

脊柱后伸（仰）　　脊柱前屈

（二）躯干重力传导线

人体重力线传导存在个体差异，但总体状况如下：当人体保持解剖位姿势时，重力线从上至下分别穿过颞骨乳突附近，第2骶椎前方，臀部后方，膝关节前方，直至踝关节前方。在脊柱节段，重力线将穿过每一个生理弯曲部位顶峰的凹侧。因此，在解剖位姿势下，重力可以产生扭矩，以帮助脊柱各个生理弯曲维持最佳形状。由重力作用而产生的外部扭矩在各个弯曲部位的顶峰位置（C4、T6及L3）达到最大值（图4-2）。

图4-2所示为理想姿势，其实每个人的姿势都不是唯一的，而且具有暂时性。影响重力线与脊柱生理弯曲之间空间关系的因素包括体脂分布、部分脊柱生理弯曲的特定形状、头与四肢的静止姿势、肌肉强度、结缔组织的韧性与上肢承受负荷的位置和强度。重力线相对于中轴骨骼的特定方位对施加在该区域的应力有着重要的生物力学影响。传导至腰椎部位后方的重力会对下腰部产生

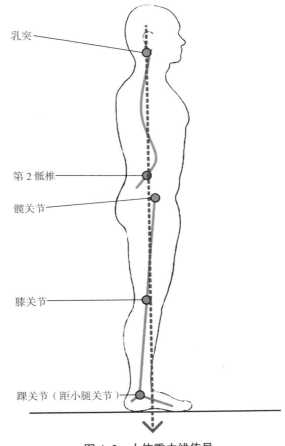

乳突
第2骶椎
髋关节
膝关节
踝关节（距小腿关节）

图 4-2　人体重力线传导

恒定的伸展扭矩，有利于维持脊柱自然前凸姿势。此外，传递至脊柱腰区前方的重力也可以产生恒定的屈曲扭矩。在两种情况下，由重力线（及其相关的外力臂）产生的外扭矩必须被肌肉组织主动产生的力量或结缔组织被动产生的应力所抵消。在极端姿势下，这些力可能很大，如果持续时间较长，它们可能会导致不可挽回的姿势代偿与结构变化，并通常伴有疼痛甚至关节活动度下降。

（三）运动节段

运动节段是脊柱的最小功能单元，一个运动节段包括两个椎体及两个椎体之间的软组织，可分为前部和后部两部分。

1. 前部 由两个相邻的椎体、椎间盘和前纵韧带形成。其作用主要是为了承担压缩负荷，上部身体的重量加大时，椎体就相应变得更大。因此，腰椎的椎体比胸椎和颈椎的椎体要厚，横截面积也大一些。腰椎椎体的尺寸增大，使它们能承受这部分脊柱所需的较大负荷。

2. 后部 由相应的椎弓、椎间关节、横突和棘突以及韧带组成。后部控制运动节段的运动。

（四）脊柱耦联运动

脊柱运动一般是几个节段的联合动作，称为"耦联运动"。影响耦联运动的骨性结构有胸廓和骨盆，胸廓限制胸椎运动，骨盆倾斜可以增加躯干的运动。脊柱运动的正常范围变异很大，与年龄有明显的关系。脊柱整体屈曲50°～60°起始于腰椎。骨盆前倾和髋部屈曲增加脊柱前屈范围，胸椎的作用有限。虽然胸椎小关节的形状有利于侧弯，但肋骨会限制其活动。脊柱旋转主要发生在胸椎和腰骶部，而腰椎的旋转则十分有限。

（五）脊柱负荷

腰椎是脊柱主要的承重部位。放松直立位时，椎间盘压力来自椎间盘内压、被测部位以上的体重和作用在该运动节段的肌肉应力。躯干屈曲和旋转时椎间盘的压应力和拉应力均增加。腰椎载荷在放松坐位高于放松直立位，有支撑坐位小于无支撑坐位。仰卧位时，脊柱承载最小。仰卧位膝伸直时，腰肌对脊柱的拉力可以在腰椎上产生载荷。髋和膝关节有支撑屈曲时，由于腰肌放松使腰椎前凸变直，载荷减小；附加牵引时，载荷可以进一步减小。仰卧、髋和膝关节支撑下屈曲、脊柱前凸变平，牵引力则更为均匀地分布到整个脊柱。携带重物时，物体重心与脊柱运动中心之间的距离越短，阻力臂越短，脊柱载荷越小。身体前屈位拿起重物时，除了物体重力外，上身重量也产生脊柱剪力，增加脊柱载荷。

二、影响脊柱力学平衡的相关因素

脊柱具有内源性稳定和外源性稳定。前者靠椎间盘和韧带，后者靠有关肌肉，特别是胸腹肌。正常的脊柱在骨盆和股骨头上保持平衡时，仅需要肌肉最少量的做功以维持直立姿势。一般认为，脊柱外源性稳定较内源性稳定重要。失去内源性稳定，脊柱的变化较缓慢，而失去外源性稳定，则脊柱不能维持其正常功能。脊柱的内源性或外源性稳定结构遭受破坏，均可影响脊柱的稳定性。

（一）椎间盘

正常椎间盘由胶冻状的髓核和纤维环组成，形成封闭且有一定压力的内环境。其功能包括：保持脊柱的高度；连接椎间盘的上下两椎体，并使椎体有一定的活动度；使椎体表面承受相同的压力；对纵向负荷起缓冲作用；维持后方关节间一定的距离和高度，保持椎间孔大小；维持脊柱的生理曲度。

（二）关节突关节

关节突关节和椎间盘的载荷分配因脊柱位置而异，一般承受 0～33% 的脊柱载荷。脊柱过伸位时，关节突关节承载的压缩载荷最大达 33%；在最大前屈位时，其承载的压缩载荷最小降至零；在中立位时，关节突关节约承担 18% 的载荷。在扭转试验中，关节突关节、韧带与椎间盘及前后纵韧带各承担 45% 的扭转载荷，剩余 10% 则由椎间韧带承担。当椎间盘退变后，黏弹性能发生改变，大部分载荷由关节突关节承担，使关节突关节活动被动增加，继而出现小关节错位或半脱位，造成关节囊及周围软组织损伤，使椎体间出现不稳定。

（三）韧带

1. 前纵韧带和后纵韧带 脊柱前纵韧带抗张力能力最强，其次是棘上韧带、棘间韧带和后纵韧带，前纵韧带的最大破坏载荷是后纵韧带的 2.2 倍。前纵韧带刚度最大，其次是后纵韧带，棘间韧带最弱。前纵韧带和后纵韧带有较大的刚度，对于在屈伸运动时抵抗椎间盘膨隆和椎体移位有重要意义。棘上韧带变形能力最大，前纵韧带和后纵韧带变形能力较小。

2. 黄韧带 呈节段性，有丰富的弹性纤维。黄韧带的抗张应力为 30～50N，在脊柱韧带中范围最大。腰椎前屈时，黄韧带受到拉伸，弹力纤维被拉长，处于储能状态。当外力解除后，弹力纤维内储存的能量又会立即释放出来，使其恢复原状。腰椎后伸可使黄韧带松弛，由于预张力的作用，黄韧带不会出现皱折或弯曲凸入椎管。当腰椎间盘退变后，长期的椎间距缩小，使黄韧带松弛，小血管迂曲变形，弹力纤维退行性变，黄韧带肥厚，其预张力消失，造成侧隐窝狭窄。

3. 棘上韧带和棘间韧带 既起到稳定脊柱活动的作用，又能加强脊柱的外在稳定。棘上韧带位于棘突后部末端，呈狭条状，因其离脊柱伸屈轴心较远，所以在脊柱做前屈运动时，棘间部分有较大的变形能力。

（四）肌肉

脊柱的运动及不同姿势需要肌肉的外源性支持。头、颈和躯干肌在中线两侧成对排列，两侧肌收缩产生矢状面上的前屈和后伸运动。一侧肌收缩则在额状面或横断面产生侧屈或旋转运动。承受重力、附肢肌收缩以及地面的反作用力时，颈肌和躯干肌协同收缩稳定椎骨。横突棘肌和竖脊肌的主要功能是脊柱后伸时协同稳定脊柱。躯干肌的重要功能是固定胸廓、骨盆和脊柱，在肢体运动稳定颈部、肩部和髋部肌肉的起点。

三、脊柱及脊柱周围组织的退变规律

人类的脊柱是一个机械结构，运动节段是该结构的运动单位，其本质在于脊柱如何工作来产生活动。每一运动节段由三个关节构成，即前方的椎间盘和后方的两个小关节。脊柱的退行性改变可能首先出现在三个关节中的其中一个，但最终三个关节均会被累及。

脊柱退变是一个连续发展的过程，可以同时发生在各个不同的结构。运动节段的任何一个结构发生退行性变，都可以导致该节段的功能异常。退变开始于小关节或椎间盘，至最终所有运动节段的结构都发生退变。

（一）椎间盘的变化

随着年龄的增长，椎间盘经常是最早受退变影响的结构。到 50 岁时，95％的人都会有不同程度的椎间盘退变，但这并不意味着这些人都会有症状。最显著的椎间盘改变有以下几方面：①髓核的水分和蛋白多糖的成分减少；②纤维环水分和蛋白多糖的成分减少，但不像髓核减少的那么多；③纤维环弹力纤维扭曲，由于纤维环弹力纤维扭曲，纤维板层可能出现撕裂，导致纤维环强度下降。由于这些变化，椎间盘开始丢失高度和容积，并逐渐失去弹性和对外来负荷的阻抗力，髓核也由于水分的丢失而不能维持其内部静水压，不能有效形变，纤维环也不能维持其网状结构的张力，其结果就是椎间盘不能完全发挥减震垫的功能，更多的轴向负荷从髓核中央转移到髓核边缘，导致椎体终板、椎体和小关节的解剖改变。椎间隙的狭窄同样也导致节段不稳定，这更增加了其他结构的应力，尤其是韧带。

（二）椎体的改变

随着时间的推移，椎体可以出现很多变化，其中两个影响运动节段功能的变化是骨的硬化和骨刺的形成。退变随年龄增长而出现，终板下的软骨下骨形成增加，造成骨硬化，从而使该区域的血运减少。骨硬化对运动节段有两个负面影响，首先是减少通过软骨板渗透到椎间盘的营养，其次它使终板变硬，减震功能变差。退变同时也影响椎体造成骨刺形成，这些骨性突出也称为牵引性骨刺，位于椎体边缘。由于椎间盘的高度和容量丢失，骨刺可能对于稳定脊柱运动节段有一定的机械效应，但如果骨刺突入椎管压迫神经，也可以造成不良后果。

（三）关节突关节的改变

关节突关节的退变类似于其他关节的退变，严重的创伤或反复的微创可以导致非特

异性滑膜炎，覆盖于关节表面的透明软骨逐渐丢失其水分，最终软骨完全磨损，关节囊松弛，关节突互相骑跨，导致关节对合不佳，运动节段功能异常。

（四）韧带的改变

随着年龄增长，脊柱韧带部分断裂、坏死及钙化。由于韧带的作用是抗张力，韧带断裂造成韧带松弛，影响关节的稳定性。韧带钙化使韧带变短而造成关节活动范围减少，而且任何韧带的退变均会影响运动节段的功能。

脊柱各个结构的退变是复杂的、无法预计的和不可避免的。这些解剖改变最终影响脊柱的机械结构以及脊柱的功能。它可能影响一个节段、一个区域（颈椎或腰椎），甚至整个脊柱。

（五）肌肉的变化

肌肉提供脊柱的外源性稳定，以维持动力平衡。当肌肉力学功能发生改变时，可影响椎间盘的功能，加速椎间盘退变。如果脊柱某一部分出现疼痛或本体感觉传入信号出现紊乱，会引起肌肉收缩功能的障碍，姿势性肌肉产生持续性易化，称为"高张力状态"；而相位性肌肉则持续性受抑制，称为"低张力状态"。这些状态会进一步产生脊柱或节段运动模式的改变和动静力学平衡失调，影响椎间盘和骨关节的退变过程。

中 篇 **技术篇**

第五章　常用整脊保健技术

第一节　概　论

一、整脊保健技术的概念

凡能对脊柱及其相关组织进行适度刺激，以调整脊柱的生理、病理状态，保持脊柱的健康，进而达到预防脊柱及脊柱相关性疾病、强身健体、延年益寿等目的的一类技术，均称为"整脊保健技术"。它是进行整脊保健的主要手段，施术对象以健康和亚健康状态的人群为主，因此整脊治疗学中提到的整脊技术在运用的种类、力度、角度等方面有一定的差异。

二、整脊保健技术的特点

（一）以手法整脊为主，多种方法并用的绿色自然疗法

从整脊保健发展的历史可以看出，早期的整脊保健主要以推拿（按摩）和导引的形式存在，手法整脊作为最主要的手段一直沿用至今。随着人们保健意识的不断增强及整脊保健技术的不断发展，选用整脊保健的人群逐渐增多。人们发现，在手法整脊的基础上，适当配合运用其他自然疗法不仅可以节省医者的体力，还可以增强保健效果。于是，以手法整脊为主，导引、牵引、膏摩、药熨、药浴、刮痧、拔罐、灸法等为辅的整脊保健体系不断完善，整脊保健技术逐渐发展成为以手法整脊为主、多种方法并用的绿色自然疗法，受到人们的普遍欢迎。

（二）以激发脊柱的自我调整机制为主，以患者感觉轻松舒适为度

脊柱是人体的中轴，与脏腑、经络、四肢百骸有着非常密切的联系，如果说大脑是调控人体生命活动的第一中枢，那么脊柱就是第二中枢。与整脊治疗技术中强调的整复脊柱解剖结构的异常不同，整脊保健主要针对健康和亚健康状态的人群，使患者在轻松舒适的状态下接受刺激，以激发脊柱的自我调整机制为主，进而调整机体的整体功能，维持人体的健康。

（三）手法用力较轻，多以不破皮为原则，安全性高，调整性较好

与整脊治疗技术相比较，整脊保健技术的主要目的是调整脊柱，故主要以松解类手法为主，且用力较轻。有时需要运用整复类手法，以脊柱短杠杆微调手法为主，不提倡长杠杆整复手法，避免应用小针刀、穴位注射等需皮损导致患者情绪紧张的整脊技术。故整脊保健技术的安全性较高，调整性较好。

三、整脊保健技术的分类

与整脊治疗技术相比，整脊保健技术的常用种类较少。按照作用对象的不同，可以分为作用于软组织的手法和作用于关节的手法两大类。按照干预方式的不同，可以分为手法、导引、牵引及其他四大类。为方便学习，本教材以刺激方式的不同来分类介绍。

第二节　手法整脊保健技术

用手或肢体的其他部位按照各种特定的技巧和规范化的动作，刺激脊柱及脊柱相关组织，以调整脊柱的功能，达到防病保健目的的一类技术，称为手法整脊保健技术。我们通常将这些特定的手法分为两大类，即松解类手法和整复类手法。

一、软组织松解类手法

松解类手法以力的形式作用于脊柱相关的软组织，主要通过疏经通络、行气活血，激发脊柱的自我调整机制，起到理筋整复、调整脏腑和调和阴阳的作用，临床应用较为广泛。此类手法的基本技术要求持久、有力、均匀、柔和，使患者始终在轻松舒适的状态下接受手法，并力求手法的"渗透"性。持久是指手法能够按照规定的技术要求规范操作一定的时间，保持动作和力量的连贯性，不能断断续续，能保证手法对人体的刺激足够积累到临界点，以起到手法本身应有的作用。有力是指手法操作必须具备一定的力度和功力，具有一定的刺激量，但"有力"并不是蛮力和暴力，而是根据施术对象、施术部位、手法性质等所选用的能使患者感觉舒适，又可避免产生不良反应的巧力。均匀是指手法用力的轻重、动作的幅度和速度应保持相对一致，不可时大时小或忽快忽慢，手法操作应平稳而有节奏。柔和是指手法操作轻而不浮，重而不滞，刚中有柔，刚柔相

济，动作轻柔灵活，用力和缓，变换动作自然流畅。此类手法包括一指禅推法、滚法、揉法、按法、点法、捏法、拿法、弹拨法、摩法、擦法、平推法、拍法、击法、振法、抖法等。

（一）一指禅推法

1. 概念　手握空拳，拇指自然伸直盖住拳眼（使拇指位于食指第 2 指节处），用大拇指指端、偏锋或螺纹面着力于一定部位或经络穴位上，沉肩、垂肘、悬腕，运用腕部的摆动带动拇指关节的屈伸运动，使所产生的功力轻重交替，持续不断地作用在经络穴位上（图 5-1）。

二维码 1　　　　二维码 2

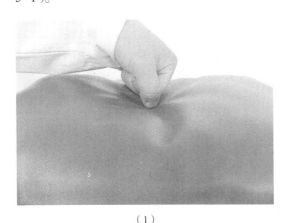
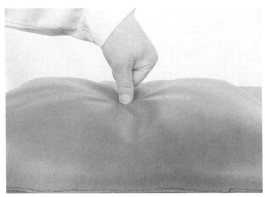

（1）　　　　　　　　　　　　　（2）

图 5-1　一指禅推法

2. 操作要领及注意事项

（1）沉肩：肩关节自然放松，肩部不要耸起用力。

（2）垂肘：上肢肌肉要放松，肘关节自然下垂，略低于腕部。

（3）悬腕：腕关节自然悬屈，使桡骨下端与第 1 掌骨的夹角为 90°～110°。

（4）掌虚指实：手握空拳，除大拇指以外的其余四指及手掌均要放松，不能挺劲。拇指的着力部位要吸定，不能来回滑动、摩擦或离开治疗部位。

（5）紧推慢移：移动时保持手法操作的频率及形态不变，沿经脉循行或筋肉的形态结构缓慢移动。推动要快，移动要慢。摆动频率为每分钟 120～160 次。

3. 手法特点及保健意义　一指禅推法具有接触面积小、压强大、功力集中、渗透性强的特点。医者能持续操作而不感到疲劳，可应用于全身各部位和穴位。要求蓄力于掌，发力于指；动作灵活，力量沉着；刚柔相济，柔和有力。在整脊保健中常用，但动作难度较大，需要较长时间的刻苦训练才能运用自如。为增加渗透力，在腰背部操作时常用屈曲的拇指指间关节背侧着力，称"屈指推"或"跪推法"。

（二）滚法

1. 概念　用手背近小指侧或小指、无名指、中指掌指关节突起部分附着于一定部位上，沉肩，垂肘，松腕，前臂主动摆动，带动腕部做屈伸带外旋的连续往返摆动，使所产生的功力轻重交替，持续不断地作用在治疗部位上（图5-2）。

二维码 3

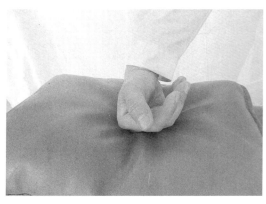
（1）

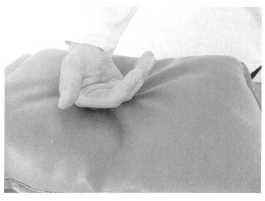
（2）

图 5-2　滚法

2. 操作要领及注意事项

（1）肩、肘、腕充分放松，前臂主动摆动，以腕关节屈伸为主，带动外旋动作。

（2）滚动时，手臂尺侧要紧贴体表，不可拖动、跳动或来回摩擦。

（3）压力均匀，动作协调而有节奏，滚动频率为每分钟 140 次左右。

（4）手背滚动幅度控制在 120° 左右，即腕关节屈曲约 80°、伸展约 40°。

3. 手法特点及保健意义　滚法具有接触面积较大、压力较大、柔和舒适且渗透作用明显的特点。作为成人常用的整脊保健手法，滚法常被用于颈项、肩背、腰臀等肌肉较丰厚的脊柱及相关部位。医者能持续操作而不感觉疲劳，但动作难度也较大，需要较长时间的刻苦训练。

（三）揉法

1. 概念　用指或掌面吸附于一定部位或穴位上，腕部放松，带动着力部位的皮下组织做轻柔缓和的回旋揉动，称揉法。其中以大鱼际着力者，称"大鱼际揉法"（图5-3）；以掌根着力者，称"掌根揉法"（图5-4）；以全掌面着力者，称"掌揉法"；以手指螺纹面着力者，称"指揉法"，指揉法又可分为单指揉、双指揉、三指揉（图5-5）或叠指揉。

二维码 4

2. 操作要领及注意事项

（1）压力均匀，整个动作贵在柔和。揉动频率为每分钟 120 ～ 160 次。

（2）腕部放松，揉动时带动施术部位的皮下组织。

（3）着力部位要吸定，不可来回滑动或在表面摩擦。

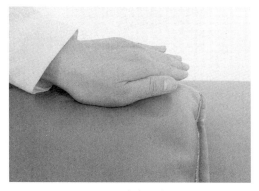

图 5-3　大鱼际揉法

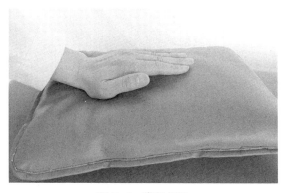

图 5-4　掌根揉法

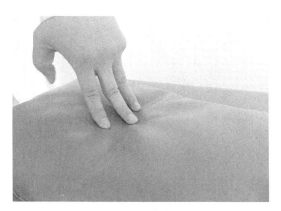

图 5-5　三指揉法

3. 手法特点及保健意义　揉法轻柔缓和，刺激较小，适用于全身各部位或穴位。作为成人常用的整脊保健手法，掌揉法常被用于肩背、腰臀及四肢部。指揉法常用于小儿整脊保健。为增强刺激，揉法常与按法结合应用，组成"按揉"复合手法，广泛应用于整脊治疗和保健。

（四）按法

1. 概念　用指、掌或肘附着于一定部位或穴位上，逐渐用力下压，按而留之，称为"按法"。根据着力部位的不同，可分为指按、掌按和肘按法三种。其中以拇指或食、中、环指指面着力者，称为"指按法"（图 5-6）；以掌根、鱼际、全掌或双掌重叠着力者，称为"掌按法"（图 5-7）；以肘尖着力者，称为"肘按法"（图 5-8）。

2. 操作要领及注意事项

（1）以指或掌自然着力，紧贴体表，按压方向须垂直。

（2）用力由轻到重，稳而持续，即所谓"按而留之"。不宜突然松手，也不可突施暴力。

（3）压力均匀，动作缓和，不可屏气操作。

（4）如单手力量不足，可用双指或双掌重叠按压，也可上身前倾，以借上身体重来增加压力。

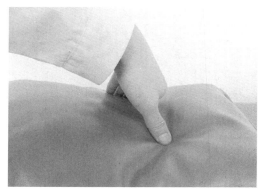
图5-6　指按法

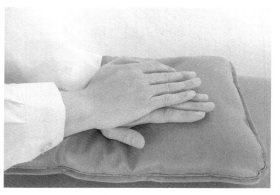
图5-7　掌按法

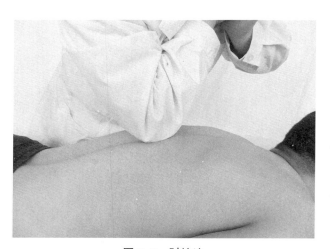
图5-8　肘按法

3. 手法特点及保健意义　按法接触面积较小，刺激较强，渗透作用明显，常与揉法结合应用，组成"按揉"复合手法，即常在按法后施揉法，故有"按一揉三"之说。按揉法压力重而刺激缓和，且操作较为简单，是整脊保健使用频率最高的一种手法。指按法可用于全身各部位、穴位，如背部两侧膀胱经；掌按法常用于肩背、腰臀和四肢部；肘按法压力较大，常用于肌肉丰厚的腰臀部。

（五）点法

1. 概念　用指端、屈曲的指间关节或肘关节突起部位着力，点压施术部位或穴位，称"点法"。根据着力部位的不同，可分为指点法（拇指点、屈指点）和肘点法。其中以用拇指指端着力者，称"拇指点法"（图 5-9）；以屈曲的拇指或食指近侧指间关节着力者，称"屈指点法"（图 5-10、图 5-11、图 5-12）；以肘尖着力者，称"肘点法"（图 5-13）。

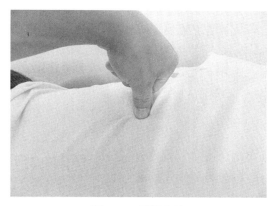

图 5-9　拇指点法

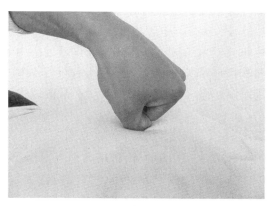

图 5-10　拇指节点法

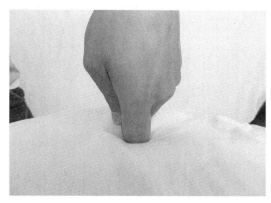

图 5-11　食指节点法

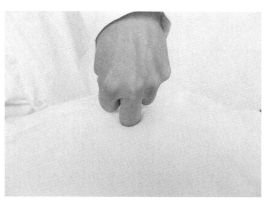

图 5-12　中指节点法

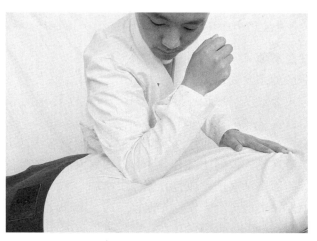

图 5-13　肘点法

2. 操作要领及注意事项

（1）着力部位紧贴体表，点压方向须垂直。

（2）压力均匀，用力由轻到重，稳而持续，不可突施暴力。

3. 手法特点及保健意义 本法由按法演化而来，属接触面积较小、刺激量较大的按法。动作要领与按法相似，渗透作用明显，是整脊保健使用频率较高的一种手法，常用在肌肉较薄的腰背部和四肢的骨缝处。由于刺激较强，使用本法时要根据患者的具体情况和操作部位酌情用力，年老体弱、久病体虚者慎用，尤其是心功能较弱者更应慎用。为缓解刺激，本法操作结束后，常继以揉法。

（六）捏脊法

1. 概念 用指腹相对用力挤捏某一部位，称"捏法"。在整脊保健中，常将捏法用于脊柱部，称"捏脊法"。捏脊法有两种操作方式：食指屈曲，用食指中节桡侧缘顶住皮肤，拇指前按，二指同时用力提拿肌肤，双手交替捻动向前推行（图5-14）；用拇指桡侧缘顶住皮肤，食、中二指前按，三指同时用力提拿肌肤，双手交替捻动向前推行（图5-15）。

二维码 5

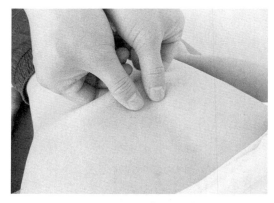

图 5-14　捏脊法（1）

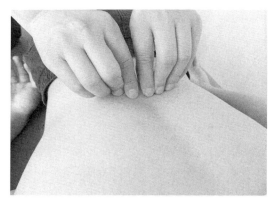

图 5-15　捏脊法（2）

2. 操作要领及注意事项

（1）捏挤脊柱肌肤的多少要适当。

（2）手法操作轻重要适度，过轻不易"得气"，过重则欠灵活。

（3）切忌拧转肌肤。

（4）动作灵活协调，均匀而有节律性，向前推动时须行直线，不可歪斜。

3. 手法特点及保健意义 捏脊法具有调阴阳、理气血、和脏腑、通经络、培元气的作用，能强身健体、防治多种病证，在整脊保健中常用，尤其是老人和小儿保健。临床应用时通常自下而上捏，由龟尾至大椎，先捏脊三遍，第四遍行"捏三提一"法。成人较胖不能捏起肌肤向前推行者，可用拇、食、中三指捏挤肌肤，一捏一放，动作连贯而有节律，用力对称、均匀。

（七）拿法

1. 概念　用拇指和其余手指，在一定的部位和穴位上相对用力，做节律性的提捏动作，即"捏而提之谓之拿"。用拇指与食、中指着力者，称"三指拿"（图5-16）；用拇指与其余四指着力者，称"五指拿"（图5-17）。

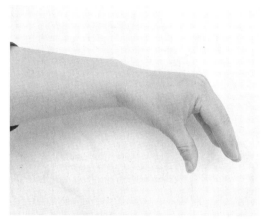

图 5-16　拿法（三指拿）

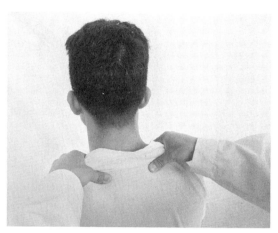

图 5-17　五指拿肩井法

2. 操作要领及注意事项

（1）捏拿肌肤的多少要适当。

（2）以指面相对用力，力量由轻而重，不可突发猛力。

（3）动作灵活协调，缓和而有连贯性。

3. 手法特点及保健意义　拿法属于挤压类手法，刺激量较大，渗透作用明显。常与揉法结合应用，组成"拿揉"复合手法，即常在拿法后施揉法。拿揉法刺激较缓和，操作简单。作为使用频率较高的一种整脊保健手法，临床常用于头部、颈项部、肩部和四肢部。

（八）弹拨法

1. 概念　用拇指按住一定部位，进行与肌纤维成垂直方向的弹拨，称"弹拨法"（图5-18）。

2. 操作要领及注意事项

（1）弹拨的力度要适中，不可用突发的猛力。

（2）弹拨的方向须与肌纤维垂直。

3. 手法特点及保健意义　弹拨法其实可以理解为按法和拨法的复合手法。首先用按法作用于一定部位，待局部有酸胀感后进行弹拨，刺激量较大，渗透作用明显。本法具有很好的疏经通络、软坚散结作用，常用于出现条索状或结节样反应物的软组织劳损部位。作为整脊保健手法，弹拨后常在局部施揉法以缓和刺激。

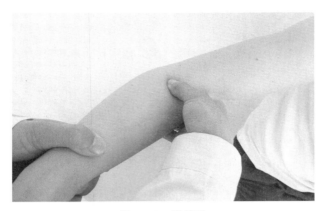

图 5-18　弹拨法

（九）摩法

1. 概念　用指或掌面附着于一定部位上，做环形或直线摩动，称"摩法"。用指面着力者，称"指摩法"（图 5-19）；用掌面着力者，称"掌摩法"。

2. 操作要领及注意事项

（1）肘关节自然微屈（120°～145°），腕部放松，指、掌自然伸直。

（2）压力均匀，摩动时不带动施术部位的皮下组织。

（3）动作缓和而协调，频率为每分钟 120 次左右。

3. 手法特点及保健意义　摩法刺激缓和而舒适，"轻而不浮，重而不滞"，正如《圣济总录》所言："摩法不宜急，不宜缓，不宜重，不宜轻，以中和之意取之。"作为整脊保健的常用手法之一，掌摩法常用于腰背、胁肋和胸腹部，指摩法多用于头面和胸腹部。与揉法相比，摩法属摩擦类手法，力度较轻，不带动施术部位的皮下组织，为增强其消瘀散结的作用，临床常与揉法结合应用。

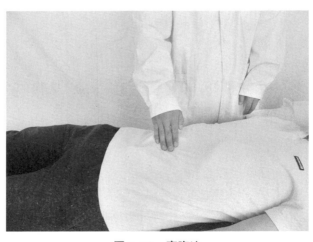

图 5-19　摩腹法

（十）擦法

1.概念 用指或掌面附着于一定部位上，稍用力下压做直线往返摩擦，称"擦法"。用小鱼际肌着力者，称"小鱼际擦法"（图5-20）；用大鱼际肌着力者，称"大鱼际擦法"（图5-21）；用指面着力者，称"指擦法"（图5-22）；用掌面着力者，称"掌擦法"（图5-23）。临床常用五指擦头部颞侧，又称"扫散法"。

2.操作要领及注意事项

（1）上臂主动运动，动作均匀连续。

（2）压力均匀适中，直线往返，不可歪斜。

（3）着力部位要紧贴体表，并在操作部位涂少许润滑剂。

（4）保持室内温暖，防止着凉。医者应呼吸自然，不可屏气操作。

（5）一般作为结束手法使用，以"透热"为度。

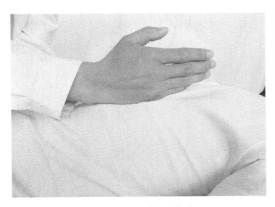

图 5-20 小鱼际擦法

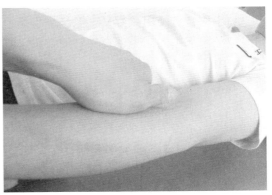

图 5-21 大鱼际擦法

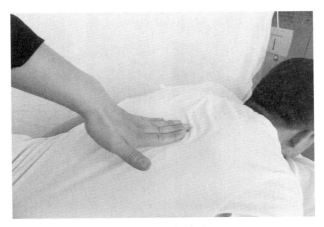

图 5-22 指擦法

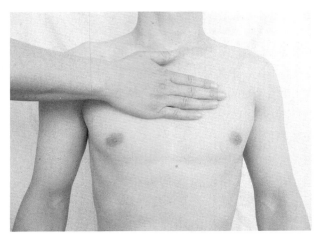

图 5-23　掌擦法

3. 手法特点及保健意义　擦法属于摩擦类手法，具有柔和温热的特点，可起到很好的温经散寒作用。作为整脊保健的常用手法之一，常用于腰背部、胁肋部、胸腹部和四肢部。由于紧贴皮肤操作，使用该法后局部皮肤会轻度充血，故不可再在该部位运用其他手法。

（十一）平推法

1. 概念　用指、掌、拳或肘着力于一定部位上，做单方向直线（或弧形）推动，称"平推法"。用拇指指面着力者，称"指推法"（图5-24、图5-25、图5-26）；用手掌或掌根着力者，称"掌推法"（图5-27）；用拳面着力者，称"拳推法"（图5-28）；用肘尖着力者，称"肘推法"（图5-29）。

二维码6

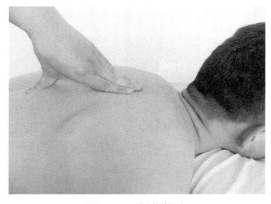

图 5-24　拇指推法

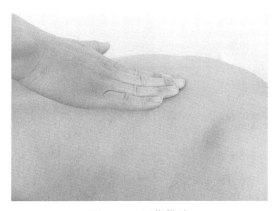

图 5-25　四指推法

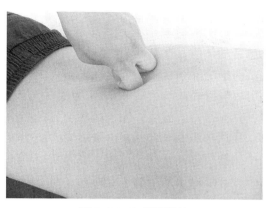

图 5-26 二指跪推法

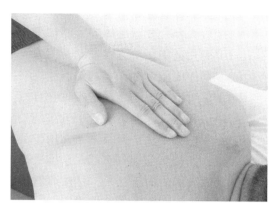

图 5-27 掌推法

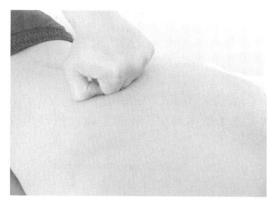

图 5-28 拳推法

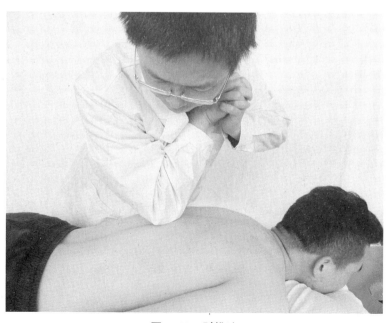

图 5-29 肘推法

2. 操作要领及注意事项

（1）着力部位要紧贴体表，并在操作部位涂少许润滑剂。

（2）压力适中，单方向推动。用力应根据患者的体质、性别因人而异。

（3）操作要稳，动作要均匀连续。拳推法及肘推法宜顺肌纤维方向推进。

（4）保持室内温暖，医者应呼吸自然，不可屏气操作。

3. 手法特点及保健意义　平推法刺激较强，具有很好的温热作用，可在全身各部位使用。作为保健手法，拇指推法常用于头面部、颈项部和四肢部。掌推法适用于面积较大的部位，如腰背部和胸腹部。拳推法是推法中刺激较强的一种，适用于肌肉较丰厚的腰臀部及四肢部。肘推法是推法中刺激最强的一种，适用于体型壮实、肌肉丰厚者的腰臀部或腰背脊柱两侧的华佗夹脊穴。

（十二）拍法

1. 概念　用虚掌拍打体表，称"拍法"（图 5-30、图 5-31）。

2. 操作要领及注意事项

（1）手指自然并拢，掌指关节微屈成虚掌。

（2）前臂发力，用力平稳而有节奏，富有弹性。

（3）拍击的力量须垂直于施术部位，不要抽击。拍打次数以局部皮肤轻度充血为度。

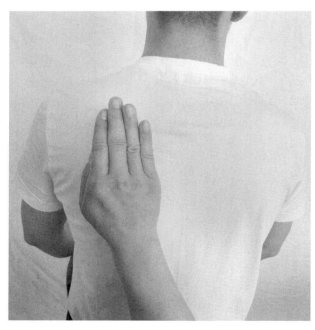

图 5-30　单手拍法

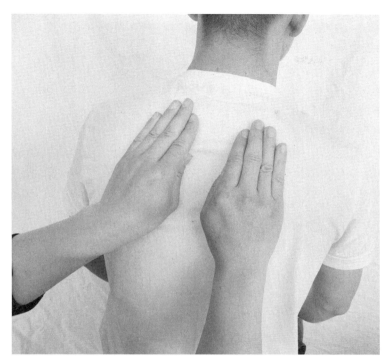

图 5-31　双手拍法

3.手法特点及保健意义　拍法属于拍击类手法，刺激短暂，具有一定的冲击力，有较好的疏经通络、行气活血作用，常用于肩背、腰臀及下肢部。拍法可单手操作，也可双手操作。用双手操作时，双掌要动作协调，有节奏地交替进行。

（十三）击法

1.概念　用拳背、掌根、掌侧小鱼际、指尖或桑枝棒有节奏地击打体表施术部位，称"击法"。用拳背击打者，称"拳击法"（图 5-32）；用掌根击打者，称"掌击法"；用小鱼际击打者，称"小鱼际击法（侧击法）"（图 5-33）；双手相合，以掌侧击打者，称"合掌击法"；用指尖叩击者，称"指尖击法"；用桑枝棒击打者，称"棒击法"。

2.操作要领及注意事项

（1）垂直叩击体表。

（2）用力平稳而富有弹性，不能有拖抽动作。

（3）根据患者的体质和被操作部位的情况，选用力量适中的击法，避免暴力击打。

3.手法特点及保健意义　击法作为拍击类手法的代表手法之一，具有刺激短暂、冲击力强的特点，有较好的开通闭塞、行气活血作用。但着力点不同，冲击力的大小也不一样，作为保健手法应用，尤应注意根据冲击力的大小选用不同的击法。如拳击法常用于肩背部、腰骶部；掌击法常用于肩背部、腰臀部；侧击法多用于肩井、脊柱两侧及下肢部；指尖击法多用于头面部、胸腹部；棒击法的冲击力最大，常用于肌肉丰厚的腰臀部及下肢部。

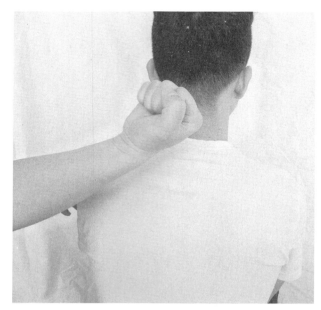

图 5-32　拳击法

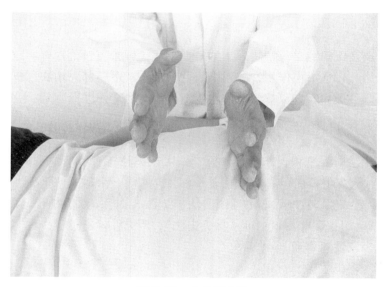

图 5-33　小鱼际击法

二、运动关节类手法

运动关节类手法通过对脊柱小关节或脊柱相关的关节，如髋关节等做被动活动，调整关节的内环境，进而起到调整脊柱的作用，在脊柱及脊柱相关性疾病的治疗方面运用广泛。作为整脊保健，通常只用一些基础的整复手法，如摇法、背法、扳法和拔伸法。此类手法要求在脊柱影像学检查的结果下施术，根据患者的病情需求灵活选用相应的手法，在发力技巧上要达到稳、准、巧的基本要求。"稳"是指手法操作必须稳健、稳妥；"准"指准确，操作的适应证及操作的部位要准确，操作的动作幅度应控制在正常生理活动范围之内；"巧"指轻巧，操作要轻巧，两手配合要协调，用力要有控制，不能用蛮力、暴力，要能随发随收，"点到为止"。该类手法技巧性较高、技术难度较大，为防止意外情况的发生，最好在医疗场所进行。

（一）扳法

1. 常见手法

（1）颈项部旋转定位扳法：患者取坐位，颈项部放松。医者一手肘托患者下颌部，另一手拇指顶住颈椎棘突旁，使头向一侧旋转至最大限度时，两手同时用力做小幅度的扳动（图5-34）。

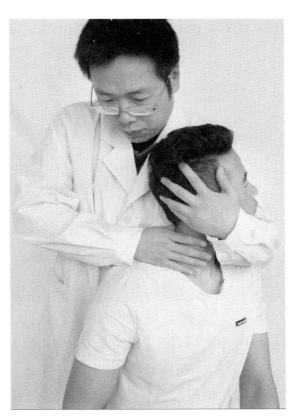

图5-34　颈椎定位斜扳法

（2）仰卧位小关节扳法：该方法适用于小关节紊乱患者。以C4左后旋为例：患者取仰卧位，医者坐于其头侧，左手中指定位于C4关节突关节面后方，右手贴住患者右侧颞部，嘱患者向右转头，将头部完全压在医者右手掌心上，左手拇指接替中指按住C4关节突关节面后方，虎口张开，拇指用力方向朝向患者鼻尖。右手托起患者头部，上下轻度晃动患者头部，至左手拇指下感觉到C4关节突关节面后方有明显的晃动感时，双手将患者头部固定于这一体位，而后右手带动患者的头部向右继续做小幅度旋转，左手拇指同时用力向患者鼻尖方向推动，两手动作要协调闪动发力，即可完成调整手法，一般会出现关节弹响声。如果没有弹响声也要停止反复扳动，不可强求弹响。

（3）扩胸牵引扳法：患者取坐位，两手交叉扣住，置于枕后部。医者立于其身后，双手扶住患者两肘部，以一侧膝关节顶住需要扳动的胸椎棘突处，嘱患者配合深呼吸做俯仰动作；当后伸到一定限度时，以膝为支点，两手向后上方拉动的同时，顶住胸椎的膝部向前下方顶抵，形成扳动（图5-35）。

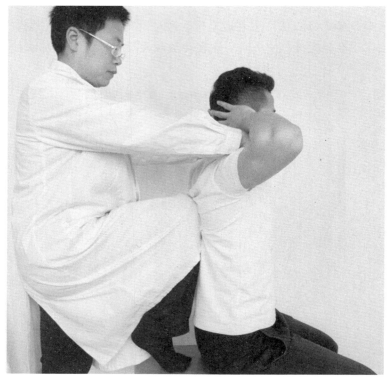

图 5-35　扩胸牵引扳法

（4）腰椎定点斜扳法：以 L3 棘突左侧偏歪为例。患者先取俯卧位，医者立于患者左侧，用左手食指或中指端定在该椎体棘突上不离开，同时让患者改为右侧在下的侧卧位。嘱患者完全放松，医者左定位手不离开棘突，右手使患者位于上侧的左下肢屈膝屈髋，嘱患者的右下肢保持伸直状态，而后医者拉动该下肢，直到感觉到左定位手下面的棘突明显活动后停住，并使患者下肢保持在该体位。然后医者左转身，右手交换左手定位于患椎棘突，左手小幅度拉动患者紧贴床面的右手，直到感觉到右手指下的患椎棘突明显活动后停止拉手。此时，嘱患者放松保持在该体位不动。医者俯身，左前臂压住患者左上臂部，右前臂压住患者左臀部大转子稍上方。嘱患者深呼吸，在其吸气末，两手突然发力相对扭动患者身体，多数情况下会听到关节的弹响声（图5-36）。

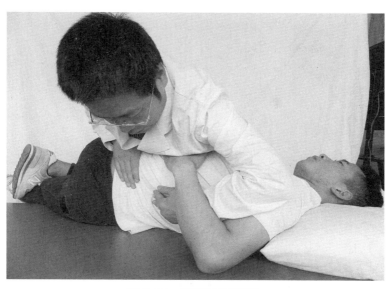

图 5-36　腰椎定点斜扳法

2. 操作要领及注意事项

（1）用力要稳妥。发力要有控制，幅度要有限制。扳动幅度不能超过各关节的生理活动范围。

（2）操作要轻巧。两手动作配合要协调，不可粗暴用力和使用蛮力。

（3）操作通常分三步进行：定位—摆体位—扳动。不可强求关节弹响声。

（4）诊断不明确的脊柱外伤及伴有脊髓受损的症状和体征者禁止使用。

（5）老年人伴有严重的骨质增生或骨质疏松者慎用。

3. 手法特点及保健意义　扳法可以舒筋通络、滑利关节，在一定范围内纠正解剖位置的异常，主要用于脊柱疾病的治疗。脊柱疾病的康复期或反复发作需要保健者，在确诊具有病理性棘突偏歪时可以使用，但一定要掌握动作要领及适应证。该法的应用容易产生不良反应，最好先在被操作关节使用松解类手法，使被操作关节放松，并要求在医疗场所使用。

（二）背法

1. 概念　医者和患者背靠背站立，用双肘挽住患者肘弯部将其反背起，使其双脚离地，以牵伸患者腰部脊柱，再做快速伸膝挺臀动作，同时以臀部着力颤动或摇动患者腰部，称"背法"（图 5-37）。

2. 操作要领及注意事项

（1）嘱患者全身放松，呼吸自然，头宜后仰，靠于医者背部。

（2）掌握好臀部施力的轻重，患者腰部后伸幅度不宜过大。

（3）腰部持续紧张、痉挛、疼痛较甚者禁止使用；年老体弱、严重的骨质增生、骨质疏松者禁止使用。

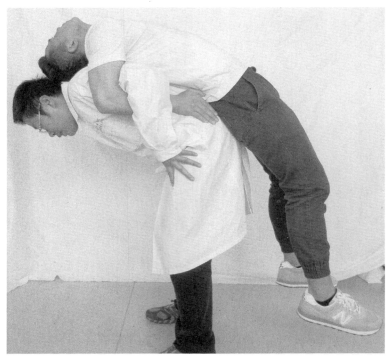

图 5-37　背法

3. 手法特点及保健意义　背法可使腰两侧伸肌过伸，进而刺激腰椎小关节，促使紊乱的腰椎小关节通过牵伸和抖动，达到整复的目的，主要用于脊柱疾病的治疗。对脊柱小关节紊乱者，可以酌情使用，但一定要掌握动作要领及适应证。

（三）拔伸法

1. 概念　拔伸即牵拉、牵引的意思。固定肢体或关节的一端，牵拉另一端的方法，称为"拔伸法"，又称"牵引法"或"拔法"。在整脊保健中，常用颈部拔伸法和腰部拔伸法。

（1）颈部掌托拔伸法：患者正坐，医者站在患者背后，用双手拇指顶在枕骨下方，掌根托住两侧下颌角下方，双掌同时用力缓慢向上拔伸（图 5-38）。

（2）低坐位颈椎拔伸法：患者端坐在无靠背的矮凳上，医者站在其侧后方，马步势稍蹲，

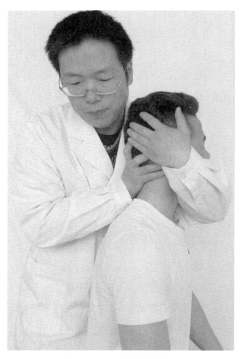

图 5-38　颈部拔伸法

左肘屈曲，用肘窝将患者的颏部托住，并用上臂与前臂将其头部抱紧，右掌根托住其枕骨下方，医者双下肢发力从下蹲位渐渐站起至直立势，将患者提起，完成对颈椎的牵引。

（3）仰卧位拔伸法：患者取仰卧位，医者一手扶于其枕后部，另一手掌托下颌部，两手同时用力，缓慢向头侧牵拉拔伸（图5-39）。

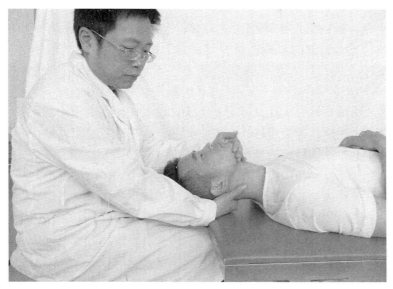

图 5-39　仰卧位拔伸法

2. 操作要领及注意事项

（1）动作要平稳缓和，用力要均匀持久。

（2）拔伸的力量要由小到大，不可突然发力，猛力牵拉。

（3）注意拔伸的角度和方向，一般应沿肢体的纵轴方向拔伸。

3. 手法特点及保健意义　拔伸法可对关节起到牵引、伸展的作用，进而促使紊乱的关节进行调整，恢复其正常解剖位置，主要用于脊柱疾病的治疗。

（四）脊柱微调手法

1. 概念　以最轻的力度、最小的脊柱被动运动幅度、最小的关节操作对脊柱运动节段空间序列进行调整，不以是否发出弹响声、棘突排列是否恢复整齐为依据，而以取得临床症状、体征的改善或消失为目的的一类手法。

（1）坐位上颈椎旋转微调手法：患者取坐位，医者站于其背后，以一侧拇指顶住患者错位颈椎对侧关节突内下侧（棘突偏歪侧的对侧），另一侧手掌托住患者下颌骨及颞枕骨下缘。医者向上提托患者头颈部，引导患者头颈向患侧旋转10°左右，觉患者颈部肌肉放松，突然加大头颈旋转运动幅度3°～5°，拇指同时向上、向外推冲关节突，即可整复。

（2）侧卧位上颈椎十字交叉旋转微调手法：患者侧卧于治疗床上，棘突偏外侧朝上，颈部肌肉放松。医者站于其背后，以一侧拇指自上而下顶住患者错位颈椎偏歪之棘突，另一手拇指自后向前抵住上一椎之同侧下关节突，两拇指成十字形垂直交叉，分别向下按压棘突，使关节突向前移动，错位节段被动旋转 5°左右，觉患者颈部肌肉放松，突然加大拇指顶推力量，扩大节段旋转运动幅度 3°～5°，即可整复。

（3）坐位下颈椎侧屈微调手法：患者取坐位，颈部肌肉放松。医者站于其背后，同侧手拇指伸直，抵住错位椎体偏歪之棘突；对侧手掌缘抵住患者颈根部。医者抵颈根部之手逐渐将患者颈部向对侧推挤并尽量向上提托片刻，使其侧屈 5°～10°；觉患者颈部肌肉放松，突然加大颈部侧屈幅度 3°～5°，同时拇指向中线推冲棘突，即可复位。

（4）俯卧位胸椎掌根交叉按压棘突整复法：患者俯位，胸前垫以软枕，两上肢自然地分垂于治疗床之两侧，呼吸自然。医者立其侧，掌根豌豆骨按在错位胸椎健侧之横突上，另一手放在上一椎体的对侧横突。医者将患者胸椎向下按压，压力随患者呼吸运动周期而增减，待其呼吸匀和后，在其呼气末适时将后凸的横突向外下方冲压。

（5）俯卧位腰椎横突按压微调手法：患者取俯卧位。医者立其旁，两臂交叉，一掌根豌豆骨按压于错位腰椎对侧之横突，另一手臂紧贴该手臂，掌根按压下一腰椎同侧之横突。嘱患者缓慢呼吸，医者手掌逐渐将腰椎横突向下按压并使其向中线旋转。待其呼吸协调后，在某一呼气末适时加大掌根力量按压横突并旋转。

（6）俯卧位腰椎棘突按压微调手法：患者俯卧，医者立其旁，两手臂交叉，以近患者下半身之掌根豌豆骨按压于患椎棘突，以近上半身另一掌根豌豆骨按压于患椎下一椎之棘突上。医者先以分离力量使组成活动节段椎间隙拉开并维持片刻，乘其呼气末适时加大按压力量，根据情况，冲推患椎棘突下端或者上端。

（7）骶髂关节按压微调手法：患者取俯卧位；或在大腿下面垫以枕头，使髋关节后伸而股直肌紧张，利用股直肌的杠杆力来增加微调的力量和幅度。医者站于其健侧，一手掌根按于患者髂后上棘，另一手掌根按于骶骨下端；或一手掌根按于患者坐骨结节内侧，另一手掌根按于骶骨上端。嘱患者咳嗽，医者的两手在患者咳嗽咳出时，加大按压的力度对抗之，当患者适应医者的操作时，在患者某一声咳嗽中进行如下操作：按髂后上棘之手向患者腹外、头侧的方向加力冲压，按骶骨下端之手向患者腹、头侧方向冲压，使骶髂关节两侧关节面相互错动；或按坐骨结节之手向患者腹外、头侧的方向加力冲压，按骶骨上端之手向患者腹、足侧方向冲压，使骶髂关节两侧关节面相互错动。

2. 操作要领及注意事项

（1）定位准确，用力要稳妥，发力要有控制，幅度要有限制。

（2）操作要轻巧，刚柔相济。注意与患者呼吸配合，两手动作配合要协调，不可粗暴用力和使用蛮力。

（3）不可强求关节弹响声。

（4）诊断不明确的脊柱外伤及伴有脊髓受损的症状和体征者禁止使用。

（5）老年人伴有严重的骨质增生、骨质疏松者慎用。

3. 手法特点及保健意义　脊柱微调手法是一种短杠杆手法，作用的点集中于需调整椎体的棘突、横突、后关节、椎弓板等部位，最大限度减少了对相邻椎体关节的影响，同时作用点集中并且直接，使得所要使用的调整力也大大减小，避免了用力过度可能造成的肌肉损伤，调整的力度和被调整部位的调整幅度能更容易控制、更精确。脊柱微调手法可以对紊乱的关节进行调整，恢复其正常解剖位置，主要用于脊柱疾病的治疗。脊柱疾病的康复期或脊柱疾病反复发作需要保健者，或确诊具有病理性棘突偏歪者可以使用，但一定要定位准确。该法在临床应用中安全性相对较高，但宜先在被操作关节使用松解类手法，使被操作关节放松，以提高手法的成功率。

第三节　牵引整脊技术

牵引技术就是应用作用力与反作用力的原理，对抗软组织的紧张和回缩，使骨折或脱位得以整复，预防和矫正畸形，多用于肢体或脊柱。整脊技术则是从生物力学的角度，应用特殊的手法，对颈椎、胸椎、腰椎和骨盆的骨关节、椎间盘以及脊柱相关软组织的劳损、紧张僵硬或退化性改变进行调整，以恢复脊柱内的生物力学平衡关系，解除脊柱周围软组织（肌肉、韧带、筋膜、神经、血管等）急慢性损伤的病理改变。

牵引整脊技术就是应用牵引对脊柱进行作用力与反作用力的对抗牵拉，恢复颈椎、胸椎、腰椎和骨盆的骨关节、椎间盘以及脊柱的正常生理结构和生物力学平衡关系，使脊柱具备正常活动功能的一种技术。

一、牵引方法

牵引的方法很多，根据牵引力来源的不同，可分为手法牵引和器械牵引。

（一）手法牵引

用手或肢体的其他部位从两端沿脊柱纵轴方向进行对抗性牵拉，使脊柱关节的相对面做分离运动，从而使脊柱关节间隙增宽的一类手法，称为"手法牵引"，也称为"拔伸法"。

根据操作部位的不同，又可分为颈椎手法牵引、腰椎手法牵引。根据患者体位的不同，又可分为卧位手法牵引、坐位手法牵引。

（二）器械牵引

应用特制的牵引器和装置对脊柱做纵轴方向的对抗牵拉，从而恢复脊柱内的生物力学平衡关系，维持脊柱正常功能的方法，称为"器械牵引"。

二、注意事项

无论是手法牵引还是器械牵引都必须注意以下事项：

1. 不可用突发性的暴力牵引，以免造成拉伤。

2. 在大力牵引时，注意对握点或固定部位与邻近组织的保护，以免损伤皮肤或神经。

3.牵引两端，上下相对的一对拉伸力应该大小对等、方向相反、同步协调，力度不能一大一小、一先一后。

4.牵引复位不可在疼痛、痉挛较重的情况下进行，以免牵引失败和增加患者痛苦。

第四节　导引整脊技术

导引，是修炼者以自身力量引动肢体和脊柱所做的俯仰屈伸运动（常和行气、按摩等相配合），以锻炼形体的一种养生术，与现代的柔软体操相近似，属气功中之动功。将"导引术"用于调整脊柱，使脊柱保持正常的生理结构和生物力学平衡关系，具备正常的活动功能，就称为"导引整脊技术"。

一、导引整脊的作用和机制

通过导引术的自我锻炼，发挥锻炼者的主观能动作用，对全身和脊柱整体进行功能调整，可有效预防脊柱及其相关性疾病，维持脊柱健康。

1.通过导引功法的锻炼，牵拉脊柱，使紧张和痉挛的韧带及肌肉得到缓解。

2.调整椎体、横突、棘突、小关节、椎间孔与神经、血管的位置，使神经根和关节囊的粘连得以松解，受压的神经根得以减压。

3.椎间盘向外周的突出压力得以缓冲，被嵌顿的小关节滑膜得以松解，促使移位的小关节整复。

二、导引整脊的原则和要领及注意事项

1.导引整脊的原则　松静自然，意气合一，循序渐进，树立信心、决心、恒心。

2.导引整脊的要领　调身、调息、调心，三调合一。

（1）调身：形松，调节身体的动作姿势，形体自然放松，不能紧张僵硬。

（2）调息：气平，呼吸自然平和，逐步做到呼吸深、长、细、匀。

（3）调心：心定，调节精神意志，集中注意力。

3.导引整脊的注意事项

（1）静：环境安静，心情平静。

（2）舒：环境舒适，空气新鲜，温度适宜。全身放松，衣着宽松。忌饥饱练功，忌强忍溲便，忌汗出当风，忌劳逸失度，忌纵欲耗精，忌纵口暴饮。

（3）恒：运动量（锻炼强度、密度、时间、数量等）由小到大，循序渐进，持之以恒，功到自然成。

三、常用的导引整脊功法

（一）少林内功

1. 起源 宋代，武术家开始重视与气功交融，至明代已有较为具体的实践记载。清代武术家广泛吸取气功功理和锻炼方法，促进了武术与气功的交融，几乎所有的武术流派都注重运用内功的方法来提高运气、用气的能力。《易筋经》《八段锦》以及《分行内外功》等汇集为《内功图说》，逐渐形成目前广为流传的《少林内功》。少林内功是河南少林派气功的基本功法之一，是以站裆为基础，着重于腰腿（根基）的霸力和上肢肌肉的锻炼。

2. 特点 以力贯气，不强调吐纳意守，而讲求以力贯气，所谓"练气不见气，以力带气，气贯四肢"。

（1）运用霸力，以站裆为基础，着重于腰腿（根基）霸力和上肢肌肉的锻炼。

（2）周身肌肉静止性用力，但呼吸要自然，即所谓"外紧内松"。

3. 作用 畅通周身血脉，增强人体肌肉力量，是手法专业工作人员常用的练功方法之一。久练可促进新陈代谢，增强消化功能，调节神经系统的功能。

【前推八匹马】

预备势：取站裆或指定裆势，两臂屈肘，直掌护于两胁，蓄势待发。

直掌前推：用霸力将两掌从胁部徐徐向前推出，掌心相对，拇指伸直，四指并拢，与肩同高，头勿盼顾，两目平视，呼吸自然。

运劲回收：然后运动手臂，缓缓屈肘，运劲收掌直掌立于两腰侧稍停。按上述动作来回推收 3～5 次。

收式：由直掌化俯掌，两臂后伸下按，回至原裆势。

动作要领：蓄劲掌指，直掌运气慢推，两目平视，呼吸自然，意念集中。

【倒拉九头牛】

预备势：取站裆或指定裆势，两臂屈肘，直掌护于两胁，蓄势待发。

边推边旋：两掌沿两腰前推，边推边将前臂内旋，手臂完全伸直时，虎口正好朝下。指端朝前，四指并拢，拇指用力外分，肘、腕伸直，勿抬肩，力求与肩平。

握拳旋臂：五指向内屈曲回收，由掌化拳如握物状，劲注拳心，旋腕，拳眼朝上，紧紧内收。徐徐到两胁，身体微前倾，臀部微收。

收式：由拳变直掌，两臂后伸下按，回至原裆势。

动作要领：直掌前推，劲注拳心，肘腕伸直，力求肩平，再化拳紧紧后拉。

【单掌拉金环】

预备势：站裆或指定裆势，两臂屈肘，直掌护腰。

单手边推边旋：右手前推，边推边将前臂内旋，手臂完全伸直时，虎口正好朝下。指端朝前，四指并拢，拇指用力外分，肘、腕伸直，勿抬肩，力求与肩平。

单手握拳回收：五指向内屈曲回收，由掌化拳如握物状，劲注拳心，旋腕，拳眼朝上，紧紧内收。徐徐到右胁，身体微前倾，臀部微收。直掌护腰。左手与右手相同。

收式：由拳变直掌下按，两臂后伸，成直臂撑掌势，回至站裆势，或指定的裆势。

动作要领：同"倒拉九头牛"。

【凤凰展翅】

预备势：站裆或指定的裆势，伸臂提肘，到上胸处呈立掌交叉待势。

左右外分：两臂缓缓向左右外分展开，两臂尽力伸直与肩相平，行如展翅，四指并拢，拇指外分，指欲上翘，呈竖掌坐腕势。头如顶物，目欲平视，切勿抬肩，呼吸随意。

蓄劲内收：两掌旋腕，屈肘内收，两侧蓄劲着力，徐徐收回，使掌心逐渐相对，处于胸前交叉立掌。如此来回3～5次。

收式：由立掌化俯掌下按，两臂后伸，回至原裆势。

动作要领：①头如顶物，两目平视，呼吸自然。②蓄劲如开弓，发劲如发箭。③两臂动作一致，优美有力，神态飘逸。

【霸王举鼎】

预备势：站裆或指定的裆势，两臂屈肘，仰掌护腰。

蓄劲上举：两掌用劲缓缓上托，掌心朝天，拇指朝上，虎口相对，如托重物；用劲缓缓上举过头，两目仰视手背，头勿盼顾，呼吸自然。

旋腕下落：旋腕翻掌，四指朝天，拇指朝外，掌侧相对，蓄力徐下，渐渐收至腰部呈仰掌。

收式：由仰掌变俯掌，两臂后伸下按，回至原裆势。

动作要领：①两目平视，头勿盼顾，呼吸自然。②仰掌上托，两膝勿松，劲欲含蓄。③上举回收，缓慢运劲，动作一致，优美有力。

【两手托天】

预备势：取悬裆或指定的裆势，两臂屈肘，仰掌于腰部。

运劲上托：两手仰掌上托，掌心朝天，缓缓上举，指端着力，肩欲伸开，肘欲伸直，两目上视，头如顶物。

屈肘回收：掌根外倾，四指并拢，掌根蓄力，屈肘徐徐而下，至胸部旋腕变仰掌，收回护腰。

收式：在腰部由仰掌变俯掌下按，两臂后伸，回至原裆势。

动作要领：①松肩挺肘，两目上视。②仰掌上托，掌心朝上，拇指用力外展。

【顺水推舟】

预备势：站裆或指定的裆势，两臂屈肘，直掌护腰，蓄势待发。

前推旋臂：两掌运劲徐徐向前推出，两前臂边推边内旋，虎口朝下；四指并拢，拇指外分，由外向内旋转，指尖相对；肘欲伸直，腕欲屈曲，似环之形。头勿低，身勿倾，力求掌肘与肩平。

旋腕直掌：五指端缓缓向左右外旋，恢复直掌，四指并拢，拇指后翘，指端着力，屈肘蓄力而收，呈直掌护腰。

收式：由直掌化俯掌下按，两臂后伸，呈直臂伸掌，回至原裆势。

动作要领：①头身勿斜，呼吸自然，勿屏气。②两肩下沉，肩与肘平，手掌向外挺肘似推舟状。

【怀中抱月】

预备势：站好大裆或指定的裆势，两臂屈肘，仰掌护腰。

左右外分：两手仰掌由腰部上提，化为立掌在上胸部交叉，缓缓向左右分开。肘欲直，指端朝左右相对，掌心朝下，与肩同高。

前倾抱抄：两掌端向下蓄劲，掌心相对，上身略前倾，两手势如抱物。由上而下，由下而上，徐徐抄起，仍竖掌回收于上胸交叉。

收式：在上胸立掌化俯掌下按，两臂后伸，呈直臂伸掌，回至原裆势。

动作要领：①仰掌上提，立掌交叉，左右外分。②掌心相对，腕肘肩平。③上身略向前倾，两臂由下而上徐徐抄起，势如抱月。

【仙人指路】

预备势：取站裆或指定的裆势，两臂屈肘，仰掌护腰。

瓦掌前推：右仰掌上提到胸立掌而出，四指并拢，拇指外展伸直，手心内凹呈瓦楞掌，肘臂运动竖掌着力向前推出，用力均匀。

握拳出掌：右掌推直后旋腕握拳，蓄劲而收，同时左掌行"瓦楞前推"，与右掌同，次数反复。

收式：右拳收回至腰部，化拳为掌；左掌推后，旋腕握拳，收回腰部，双掌化俯掌，两臂后伸下按，回至原裆势。

动作要领：①仰掌上提，竖掌胸前，手心内凹，形如瓦楞。②臂指运劲，用力前推，用力均匀。③一手收拳，一手推掌，动作协调连贯。

【平手托塔】

预备势：取站裆或指定的裆势，两臂屈肘仰掌，处于两胁待势。

平掌前推：两手仰掌慢慢向前运劲推出，保持掌平运行，犹如托物在手，推出后手与肩平。

旋前屈肘：前臂连同双掌渐渐内旋至拇指朝上，四指用力伸直，屈肘缓缓蓄劲收回，处于两胁。

收式：将在两胁之仰掌化为俯掌下按，两臂后伸，回至原裆势。

动作要领：①运劲平推，大指外旋，肘直掌平托物。②手与肩平，两掌距离与肩同宽，需直线来回。

【运掌合瓦】

预备势：站好大裆或指定的裆势，两臂屈肘，仰掌于腰待势。

右手前推：右手由仰掌化为俯掌，运劲于臂，贯指向前推出，肩欲放松，肘欲伸直，指端朝前，掌心向下，蓄力待发。

左手交替：右手旋腕变仰掌徐徐收回。待近于胸时，左仰掌即变为俯掌，在右仰掌上交叉，掌心相合，慢慢地向前推出，右仰掌收回胁部，然后左仰掌收回至腰。

收式：将腰侧的仰掌化为俯掌下按，两臂后伸，回至原裆势。

动作要领：①运劲于臂，向前推出，指端朝前。②两掌于胸前交合，掌心相合，运劲勿松。③两掌缓慢有力，配合协调。

【风摆荷叶】

预备势：取站裆或指定的裆势，屈肘，双手变成仰掌，于腰部待势。

风摆荷叶：两臂后伸、提肘，两仰掌从胁部向前上方推出，用劲缓至胸部使两掌渐渐交叉相叠（左在右上或右在左上），运劲向前推，至肘直时即缓缓用劲使两臂左右外分；肩、肘、掌须平，呈直线，头如顶物，目须平视，呼吸自然。

合拢回收：两仰掌慢慢合拢，左上右下交叉，收于腰部。

收式：由仰掌化为俯掌，两臂后伸下按，回至原裆势。

动作要领：①头身正直，两目平视，呼吸自然。②仰掌交叉前推，肘挺直，向身体两侧拉开，肩、肘、腕、掌平齐。

【顶天抱地】

预备势：取大裆或指定的裆势，两手仰掌，于腰部待势。

旋腕上举：仰掌上托，过肩时旋腕翻掌，掌根外翻，指端内旋相对，徐徐上举推尽。

俯腰抱地：旋腕翻掌，缓缓向左右外分下抄；同时身向前俯，两掌逐渐合拢，拇指外分，掌背尽量靠底，蓄劲待发。

收式：两掌犹如抱物提至胸前，上身随势起立。旋腕翻掌，两臂后伸下按，回至原裆势。

动作要领：①四指并拢，拇指外分，蓄劲于指端。②仰掌上托，过肩旋腕翻掌，指端相对。③上身前俯，下肢笔直，掌背着地。

【海底捞月】

预备势：取大裆或指定的裆势，两臂屈肘，仰掌护腰。

翻腕上举：两手仰掌缓缓向上托起，至胸前伸腕，手臂内旋，边旋边上举，推至头部前上方，四指相对，掌心斜向上，肘直。

俯腰捞月：两臂运劲外展，腰前屈，屈髋，同时膝关节保持伸直状态，前臂内旋，下抄；掌心指端着力，掌侧相对，拇指分开，掌心向上犹如抱物离地，蓄劲待发。

运劲上提：两臂运劲，掌指着力，蓄劲缓缓上提，提至胸前，仰掌护腰，上身随势而起。

收式：两仰掌变为俯掌，下按，两臂后伸，直臂伸掌，恢复至原裆势。

动作要领：①仰掌上提，经胸前上举，并向左右分推。②旋腕翻掌，腰俯腿直。③掌心向上，形如抱月，两臂用劲，指端用力，缓慢抄起。

【饿虎扑食】

预备势：站好弓箭裆，两手直掌护腰。

弓步扑食：两掌前推，两腕背伸，边推边前旋，直至虎口朝下，掌背相对，手指向前，腰随势前俯，前腿待势似冲，后腿用力伸直。

握拳旋腕：五指内收握拳，旋腕，拳眼朝天，上身随势而直。

收式：变拳为直掌，直掌变为俯掌，下按，两臂后伸，回至原裆势。

动作要领：①直掌旋推，腰向前俯，劲注拳心，屈肘紧收。②前推内旋与上身前倾配合协调，屈肘动作和直腰动作配合。

【力劈华山】

预备势：取马裆或指定的裆势，两臂屈肘，两手在上胸部呈竖掌交叉。

左右分推：两立掌缓缓向左右分开，两肩要松，两肘微屈。四指并拢，拇指张开，掌心向前，肩、臂、腕、掌力求呈一水平线。

力劈华山：两臂同时用力，上下劈动，连续 3 次。头勿转侧、俯仰动摇，两目平视为要。待劈最后一次，化仰掌护腰。

收式：仰掌在腰部变为俯掌，下按，两臂后伸，回至原裆势。

动作要领：①竖掌交叉，左右分推。②用力下劈，两目平视。

【乌龙钻洞】

预备势：站好大弓箭裆，两臂屈肘，直掌腰部。

乌龙钻洞：两直掌并行，掌心相对，徐徐前推，边推边掌心向下，逐渐化成俯掌；指端朝前，上身随势前俯，下部足尖内扣，用霸力而蓄。

蓄力回收：两手屈肘，蓄力而收，边收边外旋前臂，使掌心慢慢朝上；俯掌化仰掌收于腰部，上身随势而直。

收式：将回收之后的仰掌化为俯掌，下按，两臂后伸，回至原裆势。

动作要领：①直掌渐化俯掌前推，上身随势前俯，推足渐化仰掌，蓄力而收。②两足尖内扣，五趾抓地，霸力而蓄。

【单凤朝阳】

预备势：站好马裆或指定的裆势，两臂屈肘，仰掌护于腰部。

运劲朝阳：右手旋腕变俯掌，缓慢向胸部左上方运劲外展，缓缓地运向右下方；后手臂呈半圆形运劲上提，收回护腰。

两手交替：左手动作与右手相同，唯方向相反。

收式：待左右动作做好，即由仰掌变俯掌下按，回至原裆势。

动作要领：①旋腕化掌，蓄力外展。②缓缓下运，形似半圆。

【三起三落】

预备势：取大裆或指定的裆势，腰欲直胸微挺，两手直掌护于腰部。

下蹲前推：两膝慢慢下蹲，在下蹲的同时两掌前推，掌心相对，四指并拢，拇指运劲外展后伸。须保持原势的要求，头勿随势俯仰动摇，两目平视。

用劲起蹲：推足后，两掌运劲后收；同时慢慢起立，待直立时两掌正好收到两胁。往返 3 次，须用劲均匀。

收式：由仰掌化俯掌，两臂后伸下按，回至原裆势。

动作要领：①前臂蓄力，前推下蹲，用劲后收，随之立起。②上肢运劲和下肢屈伸运动配合协调。

4. 临床应用　少林内功疗法不仅有健身强体的作用，而且有防病、治病的作用。慢性病患者除有运动禁忌者外，都可以练习少林内功。一般说来，初学者的活动量宜小，要循序渐进，以每次锻炼后感到舒适为度。本疗法对慢性支气管炎、哮喘、肺气肿、肺结核、慢性胃肠炎、消化不良、肠粘连、糖尿病、慢性肝炎、神经衰弱、失眠、遗精、阳痿、月经不调、关节酸痛等都有一定疗效。

（二）八段锦

第一段：双手托天理三焦

预备势：两脚并拢，自然站立，肩臂松垂于体侧，头项正直，用意轻轻上顶，下腭微内收，眼向前平视；勿挺胸，勿驼背，腹部内收，勿前凸，腰部直立，宜放松。精神内守，神态安宁，呼吸自然，其他各段的预备动作均与此势相同。

交叉上举：左脚向左平跨一步，与肩同宽，两手于腹前交叉，眼看前方。

侧分前俯：两手向体侧左右分开下落，呈侧平举，掌心向上，之后两膝伸直，上体前俯，两手翻掌向下，在膝部下方十指交叉互握。

直体翻掌：上体抬起，两手沿身体中线上提至胸前，翻掌上托至头上方，两臂伸直上顶，提踵，抬头，眼视手背。

收式：脚跟落地，两手侧分下落，左脚收回，并步直立。

第二段：左右开弓似射雕

预备势：同第一段，松静站立，精神内守，呼吸自然。

马步平举：左脚向左平跨一大步，屈膝下蹲，呈马步，两手提至侧平举。

右盘合抱：两臂屈肘交叉于胸前，右手在外，两掌心向里；同时重心左移，呈左侧弓步，同时左手握拳向左拉，右手竖掌向右侧推，呈拉弓状。

左推拉弓：右手握拳，屈肘向右平拉；左手呈八字状，拇指向上，掌心朝外，缓缓用力向左推出，高与肩平，重心右移，呈左侧弓步。

收式：两手经体侧下落，左脚收回，并步直立。以上为左势动作，后接右势动作，左右势动作相同，唯左右相反。

第三段：调理脾胃须单举

预备势：同第一段，松静站立，精神内守，呼吸自然。

开步上举：左脚向左平开一步，与肩同宽；两掌仰掌向上，十指相对，从体前上托，至胸平。

上举下按：右手翻掌上举，至手臂伸直，指尖朝左；左手翻掌下按于体侧，至手臂伸直，指尖朝前。

收式：两臂带动两掌于体侧划弧，至平举，然后下落，收回左脚，左右势动作相同，唯左右相反。

第四段：五劳七伤往后瞧

预备势：同第一段，松静站立，精神内守，呼吸自然。

开掌旋臂：左脚向左平开一步，与肩同宽。两臂外旋，外展约 30°，两掌旋开，掌心朝外。

转头后瞧：随呼吸转颈项，向左转头，至目视后方。

收式：随呼吸转头颈，两臂转回，下落于体侧，并步直立。以上为左势动作，后接右势动作，左右势动作相同，唯左右相反。

第五段：摇头摆尾去心火

预备势：同第一段，松静站立，精神内守，呼吸自然。

马步下按：左脚向左平跨一大步，呈马步，两手经体侧上举至头前交叉，下落按于膝上，虎口向里。

左俯摇转：上体向右前方探俯，最大幅度向左摇转，左腿蹬伸，重心右移，拧腰切胯，眼视右下方。

右俯摇转：与左俯摇转相同，唯方向相反。

马步环抱：上体直立，两手划弧胸前环抱，掌心向里，指尖相对。

向左平绕：上体稍向右转，两臂随之摆动。上体自左向右环绕一周，两臂随之环绕一周，呈马步胸前环抱姿势。

向右平绕：与向左平绕相同，唯方向相反。

收式：两手落于体侧，左脚收回，并步直立。

第六段：双手攀足固肾腰

预备势：同第一段，松静站立，精神内守，呼吸自然。

上举后仰：两臂体前上举至头顶，掌心向前。

俯身攀足：上体前俯，两手指攀握脚尖，直膝。

直立上行：上体直起，两手沿大腿内侧上行至腹前。

按腰后仰：两手左右分开，沿带脉向后按于肾俞穴。上体后仰，抬头。

收式：两手落于体侧，并步直立。

第七段：攒拳怒目增气力

预备势：同第一段，松静站立，精神内守，呼吸自然。

马步握拳：左脚向左平跨一大步，屈膝下蹲，呈马步，两手握拳于腰间。

马步冲拳：左拳向前冲出，拳眼向上，两眼瞪视左拳，左拳收回。右拳向前冲出，拳眼向上，两眼瞪视右拳，右拳收回。

弓步叉拳：上体左转，呈左弓步；同时，两拳体前交叉。

上举平劈：两拳交叉上举至头上方，左右分开，向下劈拳，拳眼向上，高与肩平；眼视右拳。

马步握拳：上体右转呈马步；两拳收于腰间，拳心向上。

马步叉拳：同上举平劈势，唯方向相反。

上举平劈：同马步握拳势，唯方向相反。

马步合抱：上体左转，呈马步；两臂屈肘交叉抱于胸前，拳心向内。

伸肘崩拳：两臂伸肘，向两侧冲拳，眼平视。

收式：两臂下落于体侧，左脚收回，并步直立。

第八段：背后七颠百病消

预备势：同第一段，松静站立，精神内守，呼吸自然。

提踵点地：两臂外展30°，向右转掌；上提足跟，至脚尖点地。

上下抖动：脚跟不着地，身体上下抖动7次，再尽力提踵，头向上顶；随之脚跟轻轻着地，两手落于体侧。

收式：两臂经体侧上举于头顶上方，配合吸气，再经体前徐徐下按至腹前，配合呼气。重复多次后，立正还原。

（三）易筋经

易筋经具有抻筋拔骨、以形导气、协调平衡的作用。易筋经十二势动作均要求上下肢与躯体得到充分屈伸、内收、外转等，从而使全身的骨骼及关节在定势动作的基础上，尽可能地全方位运动。本功法练习要求形体放松，呼吸自然，均匀流畅，不喘不滞，勿追求呼吸的深长与细柔。在动作锻炼中，以动作导引气的运行，做到意随形走，意气相随。同时，在某些动作中，需要适当地配合意识活动。本功法动作要求肢体与躯体之间、肢体与肢体之间的左右上下，以及肢体的对称与非对称，都有机地整体协调运动；身体沿左右、前后、上下的路线锻炼，肢体更加对称协调。

第一势：韦驮献杵势

预备势：身体站立，全身放松。头正如顶物，双目含视前方，沉肩垂肘，含胸拔背，收腹直腰，两手自然下垂，并步直立。面容端正，精神内守，呼吸平和。

合掌当胸：左脚向左跨一步，与肩同宽；双手徐徐外展，与肩齐平，掌心向下。旋腕掌心向前，缓慢合掌，屈肘旋臂，转腕内收，指端向上，腕肘与肩平。

旋臂对胸：两臂内旋，指端对胸，与天突穴相平（天突穴位于胸骨上窝中央）。

拱手抱球：缓缓旋转前臂，至双手直立，两手臂向左右缓缓拉开，双手在胸前呈抱球状。沉肩垂肘，十指微曲，掌心相对，相距约15cm，两目平视。意守两手劳宫穴之间。

收式：先深吸气，然后慢慢呼出；同时两手下落于体侧，收左脚，并步直立。

动作要领：①两脚与肩同宽，两脚尖朝前略内扣。②沉肩垂肘，含胸拔背，脊背舒展，收腹直腰，两臂自然下垂。③两手臂合抱呈圆形，两掌心相对，相距约15cm。④凝神静气，单练拱手抱球时，可练3～30分钟。

第二势：横担降魔杵势

预备势：同第一势。

两手下按：左脚向左分开，与肩同宽，两手于体侧下按，掌心向下，手指向前。

翻掌上提：两手同时翻掌心向上，上提至胸前，缓缓向前推出，高与肩平。

双手横担：双手向两侧分开，两臂平直，掌心向上，双手呈一字形。旋腕翻掌，掌心向下，两膝伸直，足跟提起，足趾抓地，身体略前倾，两目圆睁，两下肢挺直内夹，伫立不动，意念停留在双手的劳宫穴上。

收式：先深吸气，然后慢慢呼出，当呼气时两手慢慢下落，同时足跟着地，收左脚，并步直立。

动作要领：①双臂两侧平举，与肩同高，呈一字形。②翻掌提踵，脚趾抓地。③两膝挺直内夹，稳定直立。④单练双手横担势时，可练 3 ～ 30 分钟。

第三势：掌托天门势

预备势：同第一势。

提掌平胸：左脚向外跨一步，与肩同宽，凝神静气片刻。两手掌心向上，手指相对，缓慢上提至胸前。

翻掌上托：旋腕翻掌，掌心向上，两臂上举，托举过头，切勿过仰。

掌托天门：四指并拢，拇指外分，两虎口相对，对向天门；两手臂用暗劲上托，两目仰视掌背。足跟上提，脚尖着地，用力贯穿两下肢及腰胁部。

收式：两掌变拳，拳背向前，上肢用力将两拳缓缓收至腰部，配合呼吸，先深吸气，随着动作下落慢慢呼出。放下两手的同时，足跟缓缓着地，收左脚并步直立。

动作要领：①翻掌上举，两臂上托，手指相对，切忌贯力。②仰头目视掌背，内视天门。③脚跟提起，脚趾抓地，用力贯穿两下肢及腰胁部。④单练掌托天门势时，可练 3 ～ 30 分钟。

第四势：摘星换斗势

预备势：同第一势。

握拳护腰：左脚分开，与肩同宽，两手握拳，拇指握于掌心，上提至腰侧，掌心向上。

弓步伸手：左脚向左前方跨弓步，左手变掌，伸向左前方，高与头平，掌心向上，目视左手。同时右手以拳背覆于腰后命门穴（命门穴位于第 2 腰椎棘突下）。

虚步钩手：重心后移，上体左转，右腿屈膝，左手向右平摆，眼随左手。上体左转，左脚稍收回，呈左虚步。左手随体左摆，并钩手举于头前上方，钩尖对眉中，眼视钩手掌心。

收式：徐徐吸气，缓缓呼出，同时左脚收回，左手由钩手变掌，在前方划弧下落，右手由拳变掌落于体侧，并步直立（左右动作相同，方向相反）。

动作要领：①以腰带动转体动作。②目注钩手掌心（钩手要求五指微捏紧，用力屈腕如钩状）。③重心后坐，身体不可前倾后仰、左右歪斜。④丁字虚步站立，前虚后实。⑤单练虚步钩手势时，可练 3 ～ 30 分钟。

第五势：倒拽九牛尾势

预备势：同第一势。

马步擎手：左脚向左跨一大步，略宽于肩；两手从两侧举至过头，掌心相对；屈膝下蹲，两掌变拳，下落插至两腿间，拳背相对。

左右分推：两拳提至胸前，由拳变掌，左右分推。坐腕伸臂，掌心向外，两臂撑直。

倒拽九牛：呈左弓步，两掌变拳，左手划弧至前，屈肘呈半圆状，外旋用力向后拉。握拳用力外旋，拳高不过眉，双目注拳，肘不过膝，膝不过脚尖。右手划弧至体后，右臂内旋反向用劲。上体前俯至胸部靠近大腿，再直腰后仰，其他姿势不变。

收式：先深吸气，然后慢慢吐气，同时左脚收回，双手由拳变掌，下落于体侧，并步直立（左右动作相同，方向相反）。

动作要领：①两腿前弓后箭，前肘半圆微屈，肘腕外旋呈后拽势。②后肘微屈，呈屈肘腕状，内旋后伸，两臂扭转用劲，如绞绳状。③前臂拳高不过眉，肘不过膝，膝不过足尖，双目注视前拳。④上身正直，沉腰收臀，运气于少腹丹田。⑤单练倒拽九牛势时，可练 3～30 分钟。

第六势：出爪亮翅势

预备势：同第一势。

握拳护腰：并步直立，两腿并拢，两手握拳，拇指握固拳心，拳心向上，握拳护腰。

提掌前推：两拳上提至胸前，由拳变掌前推，掌心向上，手指向前，两臂伸直，高与肩平。

提踵亮翅：肘挺直，腕尽力背伸，坐腕翘指，十指外分，力贯掌指，目视指端，头如顶物，挺胸收腹；同时上提足跟，两腿挺直。随吸气，双手用力握拳收回至胸前侧，同时缓慢落踵；再提足跟，随吸气，由拳变掌向前，十指外分前推。做 7 次。

收式：先深吸气，握拳收回胸前，然后慢慢呼出，同时放下两手置于两侧，缓缓落下两手。

动作要领：①并步直立，头如顶物，挺胸收腹。②坐腕亮翅，肘直腕伸，并腿伸膝，两胁用力，力达指端。③双目圆睁，吸收呼推。④单练提踵亮翅势时，可练 3～30 分钟。

第七势：九鬼拔马刀势

预备势：同第一势。

交叉上举：左脚向左跨一步，与肩同宽；两手交叉上举，左手在前，右手在后。

上托下按：两手同时旋腕，左手掌心向上，用力上托过头，右手掌心向下，并向身后下按。

臂项相争：右手屈肘，按住头后枕部，左手向后，尽力上提，至左肩胛骨下部，掌心前按，贴紧背部。右手掌前按，肘向后展，头项用力后仰，臂项相争用力，眼向前平视，然后身体充分向左拧转，眼向左方平视。

收式：双手同时撤力，身体转正，两臂呈侧平举，掌心向下。深吸一口气，徐徐呼出，两手同时下落置于两侧。左脚收回，并步直立（左右动作相同，方向相反）。

动作要领：①上体左右拧转，保持躯干中轴正直。②臂项争力，使用暗劲，颈部歪斜。按背之手，掌心向前，紧贴后背。③两目平视，肩胸放松，身直气静。④单练臂项相争势时，可练 3～30 分钟。

第八势：三盘落地势

预备势：同第一势。

仰掌上托：左脚向左横跨一大步，两脚间距比肩稍宽，两臂由两侧向前，仰掌上举，两臂伸直，与肩相平、同宽。

马步下蹲：两掌心翻掌向下，两手掌内旋，肘外展。两下肢屈膝下蹲呈马步，两手掌下按，悬空于两膝部外上方。

三盘落地：两腿缓缓伸直，同时两掌心翻转向上，上托如千斤，高与肩平。再屈膝下蹲，同时两掌心翻转向下，四指并拢，大拇指分开，虎口相对，如按水上浮球，下按悬于膝部外侧上方，上身正直，两肘向内夹紧，两目圆睁，闭口平息，反复 3 次。

收式：先深吸气，然后徐徐呼出，身体缓缓直立，两腿缓缓升直；两掌心上托至肩平，再翻转向下，徐徐落至两侧。左脚收回，并步直立。

动作要领：①头如顶物，两目平视，舌抵上腭，微微闭口。②上身正直，前胸微挺，后背挺拔，马步下蹲。③两手上托如千斤，下按如浮球。④单练三盘落地势时，可练 3 ～ 30 分钟。

第九势：青龙探爪势

预备势：左脚向左跨一步，与肩同宽。双手握拳上提，拳面抵住章门穴（位于第 11 肋端），拳心向上。

侧身俯腰：右拳变掌，上举过头，掌心向左，侧身俯腰。左手握拳抵住章门穴不变。

转腰变爪：以腰带动手臂，向左转体；四指并拢，屈拇指内扣，按于掌心；右臂向左侧伸展，目视前方。

青龙探爪：上身向左前下方俯，右手爪随势下探至左足正前方，触地紧按，双膝挺直，足跟不得离地，抬头两目前视。

收式：先深吸气，然后徐徐呼出，两膝呈马步势，身体转正，右手变掌，围绕膝关节划弧，左手由拳变掌，双手落于两侧，左脚收回（左右动作相同，方向相反）。

动作要领：①以腰带动手臂，转体变爪，力注五指。②俯身探地时，抬头两目平视，手臂、腰背要充分伸展，手爪尽力下探。③整个动作要求肩松肘直。下探时，下肢挺直，足跟勿移。④呼吸均匀，心静自然。⑤单练青龙探爪势时，可练 3 ～ 5 分钟。

第十势：卧虎扑食势

预备势：同第一势。

弓步探爪：左脚向前迈一大步，右腿蹬直呈左弓箭步，双手由腰侧向前做扑伸动作；手与肩同高，掌心向前，坐腕，手呈虎爪状。

撑掌叠足：双手直掌撑地至左足两侧，指端向前；收左足于右足跟上，呈跟背相叠。身体向后收回、提臀，双足踏紧，臀高背低，胸腹收紧，双臂伸直，头夹于两臂之间，蓄势待发。

前探偃还：头、胸、腹、腿依次紧贴地面，向前呈弧形探送，至抬头挺胸，沉腰收臀，双目前视。再由腿、腹、胸、头依次紧贴地面，向后呈弧形收还，至臀高背低位，蓄势收紧。于臀高背低位时，换左右足位置，如前起伏往返操作。

收式：于臀高背低位时，先深吸气，然后徐徐呼出；右足从左脚跟上落下，向前迈半步，左脚跟上半步，两足呈并步，缓缓起身，双手收回至两侧。

动作要领：①前扑动作刚劲有力，手呈虎爪，坐腕探爪。②前探偃还时，往返动作呈波浪起伏，紧贴地面。③前探时呼气，抬头挺胸，沉腰敛臀，双目前视。④偃还时吸气，臀高背低，胸腹收紧，两臂伸直，蓄势待发。⑤单练前探偃还势时，练者可根据功力练 1～30 次。

第十一势：打躬势

预备势：同第一势。

马步抱枕：左脚向左跨一大步，比肩稍宽，双手仰掌外展，上举至头，掌心相对，同时屈膝下蹲呈马步势。十指交叉相握，屈肘缓慢下落，双掌抱于头枕部，与项争力，双目前视。

弯腰直膝：慢慢向前俯腰，同时伸直下肢，双手用力抱于枕后，头低伸至胯下，足跟不离地，双目后视。

击鸣天鼓：双手慢慢分开，掌心分别掩住耳郭，四指按于枕骨，食指从中指滑落，弹击天鼓，耳内可闻及咚咚响声，共击 24 次。

收式：先深吸气，随势伸直腰部，再缓缓呼气；双手同时从枕部变掌心向下，从两侧落下，收回左脚，并步直立。

动作要领：①双手掌抱紧枕部，两肘向后充分伸展，与项争力。②俯腰时，头尽量低伸胯下，下肢伸直，足勿离地，切忌屏气。③单练击鸣天鼓势可击 24 次，不紧不慢。

第十二势：掉尾势

预备势：同第一势。

握指上托：并步直立，双手十指交叉握于小腹前，掌心向下提于胸前，旋腕翻掌心上托，托至肘部伸直。托举用力，双目平视。

左右侧俯：向左侧转体 90°，随势向左前方俯身，双掌推至左脚外侧，掌心尽量贴地，双膝挺直，足跟勿离地，昂首抬头，目视左前方；由原路返回，身体转正，双手随势上托。再向右侧转体 90°，随势向右前方俯身，双掌推至右脚外侧，尽量掌心贴地，双膝挺直，足跟勿离地，昂首抬头，目视右前方；再由原路返回，身体转正，双手随势上托。

后仰前俯：双手肩、头、脊背极力后仰，双膝微屈，足不离地，全身尽力绷紧，犹如拉紧弓弦，两目上视，呼吸自然，切勿屏气；再俯身向前，随势掌心向下，推掌至两脚正前方，掌心尽量紧贴地面，昂首抬头，目视前方，下肢挺直，足跟不离地。

收式：配合呼吸，深吸气时，上身伸直，提掌至小腹前；深呼气时，上身前俯，推掌至地，如此往返 4 次。最后，起身直腰，双手分开，缓缓收回至身体两侧。

动作要领：①十指交叉相握勿松，上举时手臂须挺直。②身体后仰，全身尽力绷紧，俯身推掌，掌心尽量推至地。③俯身推掌时，下肢伸直，昂首抬头，两脚不离地。④俯身提掌，呼吸配合，凝神静气，意念入定。

二维码 7

第五节　其他辅助整脊技术

凡能对脊柱相关组织进行一定方式的刺激，间接调整脊柱结构和功能的方法，称为"其他整脊保健技术"。其中针灸、膏摩、药熨、药浴等中医传统外治法常用于整脊保健，具有较好的辅助整脊保健作用。

一、针刺

针刺整脊是以中医基础理论为基础，以经络学说为指导，辨证选穴，使用针具并通过一定的手法作用于腧穴或治疗部位，达到疏通经络气血、调理脏腑阴阳、整理脊柱及其周围组织，从而预防和治疗脊柱及其相关疾病目的的一种方法。

（一）选穴

1. 近端选穴　选取病变所在部位或邻近部位的腧穴，脊柱病变以背俞穴和夹脊穴为主，如第 11 ～ 12 胸椎后关节紊乱时，局部可针刺脾俞、胃俞及附近反应点。

2. 远端选穴　辨证选取与病变部位有关联经脉的远处穴位。如第 8 ～ 10 胸椎后关节紊乱时，可见右胁胀满疼痛连及右肩、胸闷善太息、嗳气频作、嗳腐吞酸、苔白脉弦等肝胆气郁、经气不舒的证候，远端可针刺内关穴、阳陵泉穴。腰扭伤如痛在腰脊正中为督脉腰痛，远端可针刺水沟穴；如腰痛连及腹部，不能左右回顾为阳明腰痛，可针刺足三里穴、手三里穴。

3. 选用阿是穴　在临床上，一方面可寻找病变部位局部压痛点、阳性反应点进行针刺，另一方面还可在脊柱相关病变部位寻找"反阿是穴"（按压此处可缓解病痛）进行针刺。

4. 特定取穴　一些穴位未列入十四经穴中，但对某些病症进行针刺时往往能取到立竿见影的效果。如急性腰扭伤，可针刺手上的腰痛穴；颈部软组织损伤如落枕，可针刺落枕穴。

（二）针刺前准备

1. 针具选择　最常用的是金属毫针，现在多使用一次性毫针，以长度为 1.5 寸、2 寸和直径为 28 ～ 30 号者最常用。

2. 体位选择　选择体位的原则应考虑便于准确选穴、针刺，患者感到舒适并能持久保持。临床常用体位有以下几种：①仰卧位；②侧卧位；③俯卧位；④屈肘侧掌位；⑤屈肘俯掌位；⑥伸肘仰掌位；⑦屈肘仰掌位；⑧仰靠位；⑨俯伏位；⑩侧伏位。

3. 消毒　为了防止针刺过程中发生感染，施术前做好各方面的消毒是十分重要的，尤其是对针具器械、医生手指和施术部位的消毒。

（三）操作方法

1. 进针法　多采用指切进针法：以左手拇指指甲切按在穴位旁，右手持针，紧靠左手拇指指甲将针刺入皮肤。

2. 针刺角度　针刺的角度，是指进针时针身与皮肤表面形成的夹角。一般分为3种。

（1）直刺：针身与皮肤表面呈90°，适用于四肢、腹部。

（2）斜刺：针身与皮肤表面呈45°，适用于皮肤肌肉较浅薄处及内有重要脏器、血管或神经的部位，如胸部、背部。

（3）平刺：又称"沿皮刺"，针身与皮肤表面呈15°，适用于皮肤特别薄的部位，如头部；或用于透刺方法。

3. 针刺的方向　针刺方向是指进针时针尖对准的某一方向或部位，一般依经脉循行的方向、腧穴的部位特点和治疗的需要而定。

（1）依经脉循行定方向：即根据针刺补泻的需要，为达到"迎随补泻"的目的，在针刺时结合经脉循行的方向，或顺经而刺，或逆经而刺。一般来说，当补时，针尖须与经脉循行的方向一致；而当泻时，针尖须与经脉循行的方向相反。

（2）依腧穴定方向：即根据针刺腧穴所在部位的特点，为保证针刺的安全，某些穴位必须朝向某一特定的方向或部位。如针刺哑门穴时，针尖应朝向下颌方向缓慢刺入；针刺背部某些腧穴，如背俞穴、夹脊穴时，针尖要朝向脊柱。

（3）依病情定方向：即根据病情的治疗需要，为使针刺的感应达到病变所在的部位，针刺时针尖应朝向病所。也就是说，要达到"气至病所"的目的，采用行气手法时须依病情决定针刺的方向。

4. 行针基本手法

（1）提插法：将针从浅层插向深层，再由深层提到浅层，运用指力要均匀，提插的幅度不宜过大。

（2）捻转法：将针左右来回旋转捻动，捻转的幅度一般在180°～360°，必须注意不能只向单方向捻转，否则会造成滞针，给患者造成疼痛。

5. 常用的单式补泻手法

（1）提插补泻：先浅后深，重插轻提，提插幅度小，频率慢为补法；先深后浅，轻插重提，提插幅度大，频率快为泻法。

（2）捻转补泻：捻转角度小，频率慢，用力较轻，为补法；捻转角度大，频率快，用力较重为泻法。

6. 留针　留针是指针刺得气后，施行或补或泻的手法，将针留置穴内不动，以加强针感和针刺的补泻持续作用。留针与否和时间的长短，主要依病情而定。一般临床分如下几种情况。

（1）不留针：不合作的患者，如儿童、精神病患者；针刺时体位不能持久，如廉泉穴等；病情需浅刺急出，或单刺不留针，如十二井穴泻血及运动损伤时采取的动静结合刺法等。

（2）短时间留针：适用于一般性疾病，针下得气后，施行补泻手法酌情留针10～20分钟。

（3）长时间留针：适用于顽固性疼痛、痉挛性病症、急性炎症等，可留针长达1小时。

（4）间歇运针：在留针过程中，每隔数分钟进行插提捻转1次，可反复进行多次。适用于镇痛、消炎、解痉。

（5）持续运针：在针刺得气后，连续不停地提插、捻转，维持一定的时间，直到症状缓解或达到治疗目的和临床要求为止。适用于止痛、抗休克及针刺麻醉。

7. 出针　在施行所需的手法或达到留针目的后即可出针。出针时，先以左手拇、食二指捏住消毒棉球按在穴位的旁边，然后将针柄微微捻动而提至皮下，稍停，随即出针。

8. 注意事项　应用针法治病时，要考虑施术部位、患者体质、病情性质、针刺时间等因素，要从患者实际情况出发，避免发生不良后果。具体应用时，必须注意以下几个方面。

（1）预防晕针。患者过于饥饿、疲劳、精神紧张时，不宜立即针刺。对于体质瘦弱、气血虚亏的患者，针刺手法宜轻，并尽量选取卧位。

（2）妇女怀孕3个月以内者，不宜针刺小腹部的腧穴；怀孕3个月以上者，腹部、腰骶部腧穴也不宜针刺。三阴交、合谷、昆仑、至阴等腧穴，在怀孕期间亦应禁刺。在行经期，若非为了调经，亦不应针刺。

（3）小儿囟门未合时，头部的囟门及其周围的腧穴不宜针刺。

（4）有自发性出血或损伤后出血不止者，不宜针刺。

（5）皮肤有感染、溃疡、瘢痕或肿瘤的部位，不宜针刺。

（6）项部的风府、哑门等穴，脊柱部腧穴及重要脏器、大血管、神经处的腧穴必须注意掌握针刺的角度、方向和深度，不宜大幅度地提插、捻转和长时间留针，以免伤及重要组织器官，造成不良后果。

（7）针刺前仔细检查针具，针刺手法要熟练，防止发生滞针、弯针、断针等意外情况。

二、拔罐

拔罐整脊是以罐为工具，借助热力排除罐中空气造成负压，使之吸附于腧穴或应拔部位的体表而产生刺激，使局部皮肤充血、瘀血，以达到调理脊柱、防治疾病的目的。

（一）罐的种类

1. 竹罐　竹罐的特点是轻巧、价廉、不易破碎，且取材容易，制作简便。缺点是易爆裂漏气。

2. 陶罐　由陶土烧制而成，罐的两端较小，中间略向外展。特点是吸力大，缺点是较重且落地易碎。

3. 玻璃罐　由玻璃制成。优点是质地透明，使用时可以观察罐内皮肤的瘀血程度，便于掌握时间；缺点也是容易破碎。

4. 抽气罐　用青霉素、链霉素药瓶或类似的小药瓶，将瓶底切去磨平，切口须光洁，瓶口的橡皮塞须保留完整，便于抽气时应用。现在市面上有用透明塑料制成的，上置活塞，便于抽气。

（二）拔罐的方法

拔罐的方法，目前常用的有以下几种。

1. 火罐法　利用燃烧时火焰的热力，排出空气，使罐内形成负压，将罐吸着在皮肤上。有下列几种方法：

（1）投火法：将小纸条点燃后，投入罐内，不等纸条烧完，迅速将罐罩在应拔的部位上，这样纸条未燃的一端向下，可避免烫伤皮肤。

（2）闪火法：用长纸条或用镊子夹酒精棉球点燃后，在罐底绕一圈再抽出，迅速将罐子罩在应拔的部位上，即可吸住。

（3）贴棉法：用 1cm 见方的棉花一块，不要过厚，略浸酒精，贴在罐内壁上中段，以火柴点着，罩于选定的部位上，即可吸住。

2. 煮罐法　一般适用于竹罐。先将罐子放在水中或药液中煮沸，使用时将罐子倾倒用镊子夹出，甩去水液，乘热罩在皮肤上，即能吸住。

3. 抽气法　先将青霉素、链霉素等废瓶磨制成的抽气罐紧扣在需要拔罐的部位上，用注射器从橡皮塞抽出瓶内空气，使其产生负压，即能吸住。或用抽气筒套在塑料杯罐活塞上，将空气抽出，即能吸住。

（三）各种拔罐法的运用

1. 单罐　用于病变范围较小的部位或压痛点，可按病变或压痛的范围大小，选用适当口径的火罐。如胃病在胃俞穴拔罐，颈椎病在大椎穴拔罐。

2. 多罐　用于病变范围比较广泛的疾病，可按病变部位的解剖形态等，酌量吸拔数个乃至十几个罐子。如某一肌束劳损时，可按肌束的位置成行排列吸拔多个火罐，称为"排罐法"。治疗某些内脏或器官的瘀血时，可按脏器解剖部位的范围在相应的体表纵横并列吸拔几个罐子。

3. 闪罐　罐子拔上后，立即起下，反复吸拔多次，以皮肤潮红为度。本法多用于局部皮肤麻木或功能减退的虚证病例。如风湿性腰痛，腰部感觉迟钝，可在腰部使用闪罐法。

4. 留罐　拔罐后，留置一定的时间，一般留置 5～15 分钟。罐大吸拔力强者，应适当减少留罐时间；夏季及肌肤薄处，留罐时间也不宜过长，以免损伤皮肤。

5. 推罐　又称"走罐"，用于面积较大、肌肉丰厚的部位，如腰、背、大腿等部，须选用口径较大的罐子，罐口要求平滑，最好用玻璃罐。先在罐口涂一些润滑油脂，将罐吸上后，以手握住罐底，稍倾斜，即后半边着力，前半边略提起，慢慢向前推动，这样在皮肤表面上下或左右来回推拉移动数次，至皮肤潮红为止。在脊柱两侧来回推拉移动数次，可以缓解肌肉痉挛，有利于手法复位，并能防止其他椎体错位。

6.药罐　常用的有两种。

（1）煮药罐：将配制成的药物装入布袋内，扎紧袋口，放入清水煮至适当浓度，再把竹罐投入药汁内煮15分钟。使用时，按煮罐法吸拔在需要的部位上。多用于风湿痛等病。

常用药物处方：麻黄、蕲艾、羌活、独活、防风、秦艽、木瓜、川椒、生乌头、曼陀罗花、刘寄奴、乳香、没药各二钱。

（2）贮药罐：在抽气罐内事先盛储一定的药液（为罐子的1/3～1/2），常用的有辣椒水、两面针酊、生姜汁、风湿酒等，然后按抽气罐操作法，抽去空气，使之吸在皮肤上。也可以在玻璃火罐内盛储1/3～1/2的药液，然后用火罐法吸拔在皮肤上。本法常用于风湿痛、哮喘、咳嗽、感冒、溃疡病、慢性胃炎、消化不良等。

7.针罐　先在一定部位施行针刺，待达到一定的刺激量后，将针留在原处，再以针刺处为中心，拔上火罐。如果与药罐结合，称为"针药罐"，多用于风湿病。

8.刺血（刺络）拔罐　用三棱针、采血针、粗毫针、小眉刀、皮肤针、滚刺筒等，先按病变部位的大小和出血要求，按刺血法刺破小血管，然后拔以火罐，可以加强刺血法的效果。本法适用于各种急慢性软组织损伤、神经衰弱、胃肠神经官能症等。

（四）注意事项

1.体位须适当，局部皮肤如有皱褶、松弛、瘢痕、凹凸不平及体位移动等，火罐易脱落。

2.根据治疗部位，选用大小合适的罐。应用投火法拔罐时，火焰须旺，动作要快，使罐口向上倾斜，避免火源掉下烫伤皮肤。应用闪火法时，棉花棒蘸酒精不要太多，以防酒精滴下烧伤皮肤。用贴棉法时，须防止燃着的棉花脱下。用架火法时，扣罩要准确，不要把燃着的火架撞翻。用煮罐法时，应甩去罐中的热水，以免烫伤患者的皮肤。

3.在应用针罐时，须防止肌肉收缩，发生弯针，并避免将针撞压入深处，造成损伤。

4.在应用刺血拔罐时，针刺皮肤出血的面积要等于或略小于火罐口径。出血量须适当，成人以每次不超过总量10mL为宜。

5.在使用多罐时，火罐排列的距离一般不宜太近，否则会因皮肤被火罐牵拉产生疼痛，同时因罐子互相排挤，也不易吸牢。

6.在应用走罐时，不能在骨突出处推拉，以免损伤皮肤或火罐漏气脱落。

7.起罐时，手法要轻缓，以一手抵住罐边皮肤，按压一下，使气漏入，罐子即能脱下，不可硬拉或旋动。

8.拔罐后，针孔如有出血，可用消毒干棉球拭去。一般局部呈现红晕或紫红色，为正常现象，会自行消退。如局部瘀血严重者，不宜在原位再拔。如留罐时间过长，皮肤会起水疱。小的无须处理，应防止擦破引起感染；大的可以用针刺破，流出疱内液体，涂以龙胆紫药水，覆盖消毒敷料，防止感染。

三、膏摩、药熨和药浴法

膏摩、药熨和药浴疗法属于药物外治法，在骨科临床应用较为广泛，疗效显著。此三种方法是外用药的活血化瘀、温通经络和推拿按摩作用的科学结合。

（一）膏摩疗法

膏摩疗法指将药物制成油膏敷于患处，医者用手法在药膏上做按摩推拿的方法。

操作方法：医者运用按摩手法配以药膏作用于病症部位，其与膏药贴、熨的区别在于手法按摩，而后者仅是敷贴热熨。在具体运用上，分为直接膏摩法和药膏包摩法。

1.直接膏摩法　将药膏直接放置需按摩的部位上，医者用手接触药膏做按摩、推拿、揉、拍等分筋理筋的手法。手法可反复应用，至局部发热、皮下充血、皮肤渐红为佳。古人云"摩千遍"即此意。操作结束，揩干净局部。如此利用药膏的药效，加强按摩的效果。直接膏摩的药膏多为油膏。

2.药膏包摩法　将药膏用纱布包成拳头大小，加热后对患部进行按摩。此法的优点是可保护皮肤不受药玷污，操作方便。缺点是药效发挥不如直接膏摩法。

（二）药熨疗法

药熨疗法指用热材料（药物或热敷料、热水袋等）敷贴患处，随患者自觉热度而移动位置，使局部皮肤泛红，以促进局部血液循环，改善组织新陈代谢，缓解痉挛和疼痛的外治法。

操作方法：熨法是将药物加热或纱布浸热药水，或用矿物质加热，然后置于患处，并逐渐移动，以患处周围皮肤泛红为度。

（三）药浴疗法

药浴疗法是用药物温浴局部，以起到温通血脉、舒筋活络作用的一种方法。其主要包括淋浴法、浸浴法、熏浴法、足浴法等。

1.淋浴法　或称"淋洗法"，即用药水淋浴，或局部淋洗，或全身淋浴。局部淋洗，以肤色微红为妥；全身淋浴，以肤色红活，自觉发热为妥。

2.浸浴法　又称"浸渍""渍浴"，即《素问·阴阳应象大论》曰"其有邪者，渍形以为汗"。《圣济总录·治法》称"渍浴"，以温热药水浸泡全身使发汗，祛散外邪风毒。

3.熏浴法　又称"熏气浴"，取药物加水煎煮，或在烧热的矿石（如磁石、云母石、麦饭石、铁石、火山石等）上加水，利用产生的蒸汽以熏蒸全身或局部，致全身出汗，或局部渐红为宜。此法自古有之，近年随着保健行业的发展，多配合仪器熏蒸，骨科临床适用于关节炎、风湿性关节炎和类风湿关节炎的辅助治疗。

4.喷浴法　将药物置压力锅内，通过加热，将蒸汽喷射到病体部位的方法。

5. 足浴法　又称"泡足法"，取热药水泡双足或单足，并逐步加量，泡至膝部为宜，以全身出汗为佳，或配合足底按摩仪器泡足。

第六节　整脊技术的不良反应

一、寰枢关节脱位

颈部的旋转功能主要由寰枢关节来完成。手法整脊时，若盲目旋颈，很容易导致寰枢关节损伤。

（一）发生原因

正常情况下，进行颈部旋转、侧屈或前俯后仰的手法，一般不会出现寰枢关节脱位。当上段颈椎有炎症或遭受肿瘤组织破坏后，在没有明确诊断的情况下，医者盲目地做较大幅度的颈部旋转运动或急剧的前屈运动，可导致寰椎横韧带撕裂，寰枢关节脱位；或者有齿突发育不良等先天异常，也可因盲目的颈部手法操作，姿势不当，手法过度，引起寰枢关节脱位。

（二）临床表现

无神经损伤者，在手法整脊治疗后，颈部即出现局部自发性疼痛，但无明显压痛、血肿、畸形或其他发现，行动较手法整脊前无明显影响，故轻度寰枢关节脱位极易被忽视。对有局限性自发脊柱疼痛症状的受伤患者，必须进行 X 线检查，以防脊柱骨质病变被忽略，而不能获得早期应有的治疗。这类患者虽无神经损伤，但是在治疗时必须保持脊柱的稳定性，以防止脊髓发生损伤。

有神经损伤者，在损伤节段的平面以下呈现完全性或不完全性瘫痪。有的病例在 X 线片上未发现明显脊柱骨折和脱位现象（小儿更多见），但也可出现瘫痪。此种情况可能由于脊柱损伤时，已造成脊髓损伤，而后脊柱又自行恢复所致。

（三）处理

1. 脊柱损伤的患者，一旦发现有脊髓压迫现象，应及早解除压迫因素，以利于神经组织的恢复。

2. 正确搬运脊柱骨折、脱位的患者，尤其是高位病损者，应让患者平卧，用平移的方法搬运。应避免脊柱的任何部分过伸、过屈或扭转。患者仰卧在担架上，应保持稳定和中立位。在头部两侧最好夹置沙袋，以达到固定头部的目的。

3. 力求复位完全和固定，以免复发。寰枢关节脱位可用牵引治疗使之复位。牵引重量应逐渐加大，待复位后，可用石膏颈托适当固定。

4. 颈椎脱位伴瘫痪者，应采用移动式 X 线机进行床边摄片，以减少患者的移动，避免脊髓损伤加重。

（四）预防

由于枢椎有自发性脱位的倾向，对这类患者行手法整脊治疗时，无须强大的颈部旋转外力，即可致寰枢关节的脱位。此外，颈部、咽后部感染，可引起寰枢韧带的损伤而逐渐发生脱位。10 岁以下的儿童，因韧带松弛，颈部活动范围较大，或齿状突发育不良等先天异常，都可因轻微外伤引起脱位。临床治疗时，须注意以下几个方面：

1. 在手法整脊治疗之前（特别是做颈部旋转复位类手法之前），应常规拍摄颈椎正、侧位 X 线片，做血常规和红细胞沉降率等检查，以排除颈部、咽后部及其他感染病灶。

2. 颈部旋转的幅度不宜过大，一般以小于 45°为好，不要强求弹响声。

3. 对 10 岁以下儿童，或老年患者，必须慎用颈部旋转手法。

二、软组织损伤

软组织损伤，包括皮肤、皮下组织、肌肉、肌腱、韧带、关节囊、滑液囊、关节附件等损伤。造成软组织损伤的主要原因是各种外伤因素，如摩擦、挤压、打击、扭挫、跌仆、撕裂、刺戳等。在手法治疗中，常由于手法使用不当而造成各种软组织的损伤，以皮肤损伤在手法整脊临床中最为常见。皮下出血、椎间盘等组织损伤也时有发生。

（一）发生原因

1. 皮肤损伤　皮肤是人体的一个重要器官，它覆盖人体表面，除保护机体、抵御外界有害因素侵害外，还有感觉等多种功能，对保障人体健康起着重要的屏障作用。造成皮肤损伤的原因有：①初学手法整脊者，手法生硬。如生硬的推法，不能做到柔和深透，从而损伤皮肤。②粗蛮的手法。如粗蛮地施加压力或小幅度急速而不均匀地使用擦法或粗暴的掐法等易致皮肤损伤。③过久的手法操作，长时间吸定在一定的部位上，局部皮肤及软组织的感觉相对迟钝，痛阈提高，也可导致皮肤损伤。

2. 皮下出血　由于手法过于猛烈，或手法过于生硬，或手法刺激量过大，使局部小血管损伤、破裂出血。但由于比较表浅，瘀结在皮下，从而形成局限性皮下出血。

3. 椎间盘等组织损伤　椎间盘是连接相邻两个椎体的纤维软骨盘，具有"弹簧垫"缓冲震荡的作用。手法整脊治疗中超生理范围的颈、腰段大幅度旋转、侧屈和挤压力，可造成椎间盘等组织损伤。

（二）临床表现

1. 皮肤损伤　在手法治疗的局部，患者往往先有一阵较明显的灼热感或剧痛，即刻可以发现皮肤的表层有不同程度的破损。伤口处可见组织液的渗出，呈红色。

2. 皮下出血　局部疼痛、微肿，皮下可见大小不等的出血瘀斑，皮下出血的局部皮肤张力增高，有压痛，关节运动可因疼痛而受限制。

3. 椎间盘等组织损伤　首先发生的是原有病痛加剧，运动障碍明显，可出现保护性姿势和体位。查体可见局部深压痛、叩击痛以及受损椎间盘相对应的神经根支配区有疼痛、麻木、乏力、肌力减弱、皮肤知觉减退；日久还会发生肌肉废用性萎缩。

若手法力量过大致颈腰段脊髓损伤时，还可出现以四肢瘫痪为主的症状和体征。如腰段脊髓损伤，会出现双下肢瘫痪、大小便失禁，或马鞍区麻木、刺痛等症状和体征。

（三）损伤的处理

1. 皮肤的表皮损伤，一般无须特殊处理，但是一定要保持伤口的清洁，以防继发感染。局部可外涂红药水，若组织液渗出较多时，可外涂紫药水，不要包扎，数日后即可痊愈。

2. 对于一般性的皮下出血，首先要制动，局部可用轻快的摩、揉手法，以疏通气血、消散瘀血，促进渗出液的吸收，病痛可较快缓解。

3. 椎间盘等组织一旦损伤，应绝对卧床休息。轻者经卧床休息后，病痛可缓解。重者经卧床休息后病痛不减，可参考以下方法：①疼痛剧烈时，可针对性地选用镇痛剂、神经营养剂，并加适量镇静剂，以缓解病痛，使患者得到充分休息，有利于疾病的恢复。经以上处理疼痛仍不减者，可选用局部封闭治疗或用脱水剂、激素静脉滴注治疗。②有典型脊髓受压症状，经脱水剂、激素静脉滴注治疗无效者，应争取及早手术治疗，消除脊髓受压因素，以利于脊髓功能的早日康复。

（四）预防

1. 医者要加强手法基本功的训练，正确掌握各种手法的动作要领，提高手法的娴熟程度。

2. 勤修指甲，以免损伤皮肤。

3. 要仔细询问病史，对有出血倾向性疾病（如过敏性紫癜、血小板减少症、血友病等）的患者，原则上不宜手法整脊治疗。

4. 对椎间盘等组织损伤，做脊椎旋转、侧屈、屈伸等被动运动时一定要在正常生理活动范围之内。脊椎旋转复位手法，不是万能手法，更不能医治百病。所以一定要因病而施，不可以在短期内对同一患者反复、多次使用。忌暴力、忌追求弹响声。

三、肋骨骨折

肋骨共有 12 对，左右对称，连接胸椎和胸骨而组成胸廓，对胸部脏器起着保护作用。肋骨靠肋软骨与胸骨相连，肋软骨俗称"软肋"，能缓冲外力的冲击。造成肋骨骨折的因素主要有直接暴力和间接暴力。肋骨骨折多见于成人，可发生于一根或几根肋骨，亦有一根肋骨同时有 2～3 处骨折者。小儿肋骨弹力较大，即使受伤也不易发生骨折，但内脏损伤可能严重，必须详细检查。

（一）发生原因

本病主要由间接暴力造成。在手法整脊治疗时，由于过度挤压胸廓的前部或后部，使胸腔的前后径缩短、左右径增长，导致肋骨的侧部发生断裂，造成肋骨骨折。这类骨折多为斜形向外突出，刺伤内脏和胸膜的机会较少。如患者俯卧，医者在其背部使用双手重叠掌根按法或肘压等重刺激手法时，在忽视患者的年龄、病情、肋骨有无病理变化等情况下，易造成肋骨骨折。

（二）临床表现

局部疼痛，深呼吸、咳嗽、喷嚏或转动躯体时疼痛明显加剧。骨折部软组织可能有血肿、瘀血等受压痕迹。明显压痛，有时有骨擦音，两手前后位或左右位挤压胸廓均可引起骨折处剧痛。

患者若出现胸闷、气急、呼吸短浅、咯血、皮下气肿时，应考虑肋骨骨折产生胸部并发症。若出现胸壁下陷，并有反常呼吸，为多根肋骨多处骨折所造成。胸部 X 线摄片检查，可以明确骨折部位、根数，而且为明确有无胸内并发症提供依据。

（三）损伤的处理

1. 单纯性肋骨骨折，因有肋间肌固定，很少发生移位，可用胶布外固定胸廓，限制胸壁呼吸运动，让骨折端减少移位，以达到止痛的目的。

胶布固定法：临床用于第 5 ~ 9 肋。每条胶布宽 5 ~ 7cm，长度为胸廓的半周加10cm。患者取坐位，两臂外展或上举，当呼气之末，即胸围最小时，先在后侧超过中线 5cm 处粘紧胶布，由后绕前方跨越前正中线 5cm。第一条贴在骨折部，而后以叠瓦状（重叠 1cm）向上和向下增加 2 ~ 3 条，以跨越骨折部上、下两肋为宜。

2. 肋骨骨折后出现反常呼吸、胸闷、气急、呼吸短浅、咯血、皮下气肿时，应考虑肋骨骨折所产生的胸部并发症，及时转科会诊治疗，排除险情。

（四）预防

1. 目前的手法整脊治疗床一般是硬质铁木类结构，在上背部俯卧位行手法整脊治疗时，要慎重选用手法，尤其是双手重叠刺激较重的掌根按压法；若属于必须使用者，注意手法的力量不可以过重。

2. 对年老体弱的患者，由于肋骨逐渐失去弹性，肋软骨也常有骨化，在受到外力猛烈挤压时易造成肋骨骨折。对某些转移性恶性肿瘤且肋骨有病理变化的患者，背部的按压手法极易造成医源性或病理性骨折。所以对老年患者和恶性肿瘤肋骨有病理变化的患者要慎用或禁用胸部按压手法。

3. 若患者对此手法已产生顾虑，甚至有恐惧心理，不要强行操作。轻则可致胸廓挫伤，重则可致肋骨骨折。

四、胸腰椎压缩性骨折

脊柱骨折脱位多发生在脊柱活动度大，或活动度大与活动度小的交界部位，如胸腰段结合处。近年来，随着人口老龄化程度的加深，伴有骨质疏松的椎体压缩性骨折发生率逐渐升高。手法操作不当，可以造成胸腰椎压缩性骨折。

（一）发生原因

手法整脊时，可发生胸腰椎屈曲纵向的暴力手法，多出现在患者仰卧，医者做双下肢过度屈髋屈膝的被动运动时。此被动运动可以使腰椎生理弧度消失、脊柱前缘承受压力。此时，如果骤然增加屈髋屈腰的冲击动作，可以造成胸腰椎压缩性骨折。

（二）临床表现

使用过度屈髋屈膝的手法后，患者出现脊柱胸腰椎交界处局限性疼痛，腰部活动受限，活动时疼痛加重。体格检查可见患椎棘突隆起、压痛、叩击伴传导性疼痛。因局部出血及防御性反射作用，患者双侧腰肌多呈痉挛状。X线片显示椎体压缩性改变。

（三）处理

稳定性胸腰椎压缩性骨折原则上以非手术疗法为主，宜卧硬板床休息，腰下垫软枕。疼痛缓解后，进行腰背肌锻炼可以增强背伸肌力量，使压缩的椎体复原。如果为不稳定性骨折，或伴有脊髓损伤者，应及早手术治疗。

（四）预防

双下肢屈髋屈膝的手法，临床常用来检查和治疗腰骶部病变，使用时应注意操作控制在正常的生理活动范围内，不要附加超限度的腰部前屈的冲击力，对于伴有严重骨质疏松的腰骶痛患者更须注意。

五、晕厥

（一）发生原因

患者因初次接受手法整脊而精神过于紧张，或体质虚弱过于疲劳，或过饥过饱，或医者手法整脊刺激过强，或治疗时间过长，或患者平素椎动脉供血不足，在做手法整复时，椎动脉周围交感神经丛受到刺激，加重椎动脉供血不足状态，进而出现眩晕等症状。

（二）临床表现

患者在手法整脊过程中或手法整脊结束后，突然出现头晕、恶心、四肢发凉、出冷汗甚至惊厥和昏倒等症状。

（三）处理

手法整脊过程中患者出现晕厥情况后，应立即停止手法操作，立即置患者于空气流通处，平卧位休息，给予温糖水口服等。一般轻症患者，经休息后症状可好转和解除。对于晕厥重症者，可采用掐人中、拿合谷、拿内关、掐十宣等方法促其苏醒。注意观察生命体征，必要时请专科医生会诊。

（四）预防

对于初次接受手法整脊治疗的患者，应做好解释工作，避免患者过度紧张。同时，避免患者在过饥过饱的状态下接受手法整脊治疗。手法整脊刺激不宜过重，尤其对体质虚弱或精神紧张的患者。正确选择整脊手法，操作应轻巧协调，随发随收，避免强力推扳。

六、脑血管意外

脑血管意外是临床常见的急性脑血管疾病，对生命危害大，致残率高。国外曾有颈部手法整脊造成脑血管意外的报道，发生率为 0.5 ～ 2 例 /100 万次。尽管有意外发生，但颈部手法整脊仍是较安全的治疗方法。

（一）发生原因

颈椎整脊手法常是治疗颈段脊柱疾患的关键手法，临床疗效显著。对有动脉硬化、狭窄和明显解剖变异以及脑血管自主调节功能减弱的患者，在应用颈部旋转手法和后伸手法时有造成椎动脉损伤的可能性。极度旋转和极度后伸可使椎动脉血流速度明显减缓，造成脑部供血量急剧下降，是颈部手法整脊出现脑血管意外的重要原因。

（二）临床表现

突发眩晕、恶心、复视、一侧肢体无力或麻木、猝倒、意识障碍等。

（三）处理

如患者出现眩晕、恶心等症状，须立即停止手法操作，平卧休息，必要时请神经科会诊。椎 - 基底动脉缺血常口服钙通道阻滞剂尼莫地平 20mg，每日 3 次。伴有眩晕者，可口服抗眩啶（甲安乙吡啶）4 ～ 8mg，每日 3 次，以改善脑循环。若发生脑血管意外应及时稀释血液，降低血黏度，加快侧支循环的建立，必要时行溶栓治疗。

（四）预防

对有严重动脉硬化倾向的患者，避免使用强力颈部旋转手法。颈椎整脊手法的操作应轻巧协调，随发随收，避免暴力推扳。

下 篇　**应用篇**

第六章　脊柱病的早期发现和整脊保健 ▷▷▷▷

第一节　脊柱病的早期发现

一、望诊

正常人的脊柱应当处于中正位，身体两侧以脊柱正中为中轴，两侧对称。脊柱包括前方、后方、侧方的三方望诊，通过望诊，可以对患者进行整体评估，观察出患者是否有脊柱侧弯、高低肩、高低臀、膝内外翻、扁平足等。常见的望诊要点如图中所示（图6-1、图6-2、图6-3）。

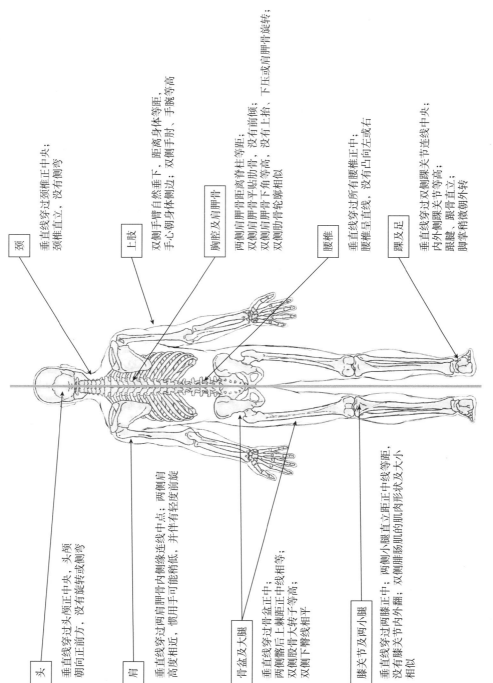

图 6-1　背面姿势评估

头
垂直线穿过头颅正中央，头颅
朝向正前方，没有旋转或侧弯

颈
垂直线穿过颈椎正中央；
颈椎直立，没有侧弯

上肢
双侧手臂自然垂下，距离身体等距，
手心朝身体侧边；双侧手肘，手腕等高

胸腔及肩胛骨
两侧肩胛骨距离脊柱等距；
双侧肩胛骨平贴肋骨，没有前倾；
双侧肩胛骨下角等高，没有上抬，下压或肩胛骨旋转；
双侧肋骨轮廓相似

腰椎
垂直线穿过所有腰椎正中；
腰椎呈直线，没有凸向左或右

踝及足
垂直线穿过双侧踝关节连线中央；
内外侧踝关节等高，跟骨直立，
跟腱，脚掌稍微朝外转

肩
垂直线穿过两肩胛骨内侧缘连线中点；两侧肩
高度相近，惯用手可能稍低，并伴有轻度前旋

骨盆及大腿
垂直线穿过骨盆正中；
两侧髂后上棘距正中线相等；
双侧股骨大转子等高；
双侧臀线相平

膝关节及两小腿
垂直线穿过两膝正中，两侧小腿直立距正中线等距，
没有膝关节内外翻；双侧腓肠肌的肌肉形状及大小
相似

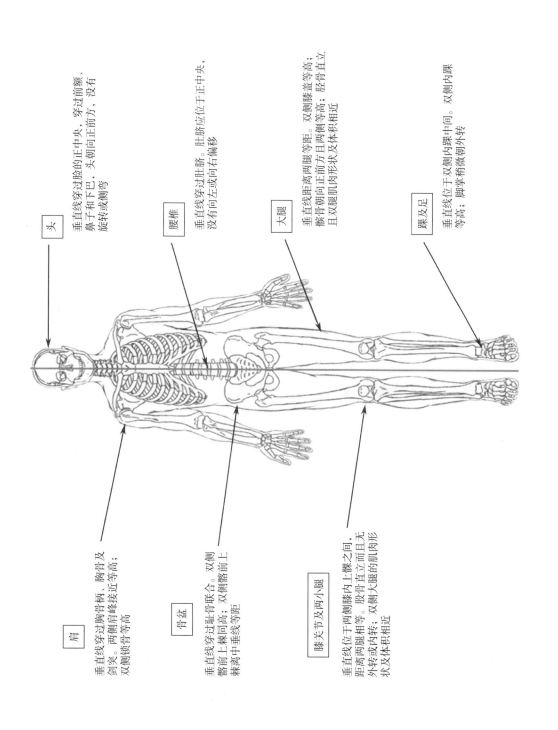

头

垂直线穿过脸的正中央，穿过前额、鼻子和下巴，头朝向正前方，没有旋转或侧弯

腰椎

垂直线穿过肚脐。肚脐应位于正中央，没有向左或向右偏移

大腿

垂直线距离两腿等距。双侧膝盖等高；双侧膝关节等高；胫骨直立且双侧腿肌肉形状及体积相近

踝及足

垂直线位于双侧内踝中间。双侧内踝等高；脚掌稍微朝外转

肩

垂直线穿过胸骨柄、胸骨及剑突。两侧肩峰接近等高；双侧锁骨等高

骨盆

垂直线穿过耻骨联合。双侧髂前上棘同高；双侧髂前上棘离中垂线等距

膝关节及两小腿

垂直线位于两侧膝内髁之间，距离两侧膝内髁相等。股骨直立而目无外转或内转。双侧大腿的肌肉形状及体积相近

图 6-2 正面姿势评估

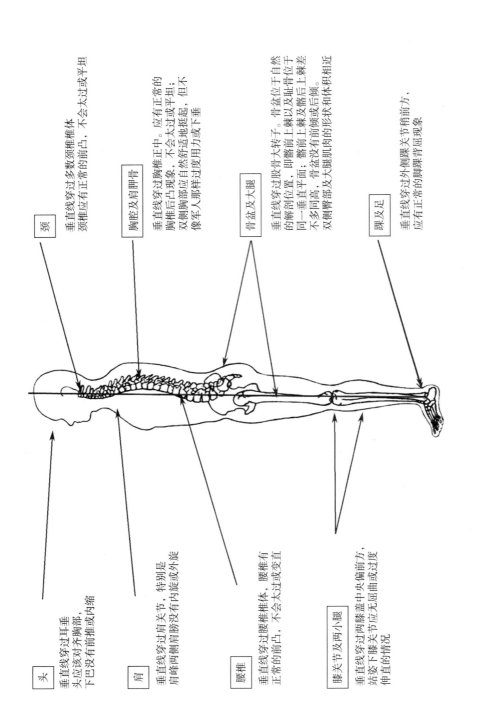

头
垂直线穿过耳垂，头应该对齐胸部，下巴没有前推或内缩

肩
垂直线穿过肩关节，特别是肩峰两侧肩膀没有内旋或外旋

腰椎
垂直线穿过腰椎椎体，腰椎有正常的前凸，不会太过变直

膝关节及两小腿
垂直线穿过两膝盖中央偏前方，站姿下膝关节应无屈曲或过度伸直的情况

颈
垂直线穿过多数颈椎椎体，颈椎有正常的前凸，不会太过或或平坦

胸腔及肩胛骨
垂直线穿过胸椎正中。应有正常的胸椎后凸现象，不会太过或或平坦；双侧胸部应自然地挺起或下垂，像军人那样过度用力或下垂

骨盆及大腿
垂直线穿过股骨大转子。骨盆位于自然的解剖位置，即髂前上棘以及耻骨位于同一垂直平面；髂前上棘及髂后上棘差不多等高，骨盆没有前倾或后倾。双侧臀部及大腿肌肉的形状和体积相近

踝及足
垂直线穿过外侧踝关节稍前方，应有正常的脚踝背屈现象

图 6-3　侧面姿势评估

二、触诊

触诊是手法医学重要的基本功，也是手法医学诊断疾病的重要手段，还是手法医学区别于其他学科的主要标志。

对于初学者来说，首先要重视指端触觉灵敏度的培养。练习方法有很多种，在国外较为流行的做法是先将一根头发夹在书的两页中间，闭上眼睛，用手摸出头发的轮廓。当隔着一页纸能顺利摸清时，再加一页纸上去；练到能摸清时，再加一页纸上去。另外一种方法就是睡前全身放松，双手合拢，指腹相对，注意力集中在指腹，感觉指腹内的小动脉搏动。

在触诊时，要尽量做到能感知手下所摸骨骼的形状、肌肉的走行特点，也要能感知到软组织常见的病理变化，如结节、条索、软硬等。初学者可以先在自己身上多触摸练习，触摸过程中要思考手下摸到的肌肉、骨骼的分布特点，不清楚的地方要查阅相关的解剖学资料。反复练习，直到最后能清楚地在脑中构建出触诊部位的立体结构图。

触诊水平只有通过丰富的临床积累才能提高，边治疗边触诊是手法医学的一个主要特点，临床的过程也是触诊练习和提高的过程。因此，多进行临床操作是提高触诊水平的最好方法。

初学触诊时，要注意手的压力不可太大。过大的压力会造成按压痛，特别是作用在疼痛敏感者身上时，增加了患者额外的痛苦，反而会干扰检查结果。触诊的压力到底多大才合适，目前还没有一个固定的标准。国外采用较多的做法是医生用手压自己的眼球，当觉得眼球酸胀明显时，这个力量就是用来触诊的最佳力量。在临床中，触诊的力度往往由医生的经验和患者的病变部位、性质等因素决定。

另外，传统手法如一指禅推法、按、揉等手法有利于提高手指的触觉灵敏度，坚持练习和应用此类手法也有利于触诊能力的提高。

第二节　不同节段脊柱病的常用检查方法

一、颈椎的常用检查方法

（一）活动度检查

活动度会随年龄的增加而下降，但C1～C2间活动度随年龄增加而增大。前屈为35°～45°，后仰为35°～45°，左右侧屈各为45°，左右旋转每侧约为75°。颈椎的正常活动幅度如下图所示（图6-4、图6-5、图6-6）。

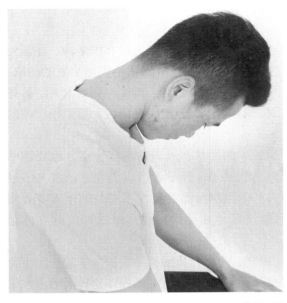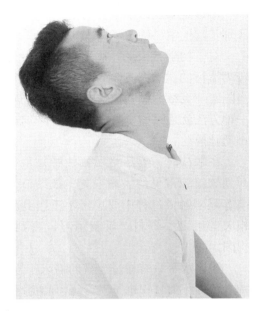

图 6-4　前屈后仰为 35° ~ 45°

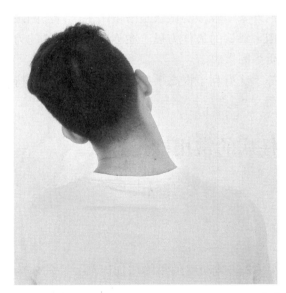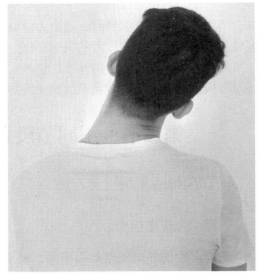

图 6-5　左右侧屈约为 45°

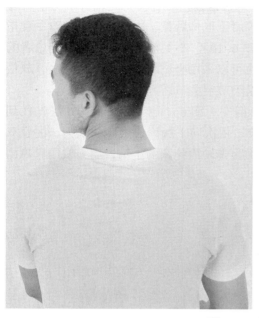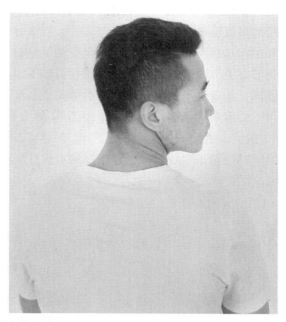

图 6-6　左右旋转约 75°

（二）触诊

颈椎常见的体表标志有寰椎横突、C2～C7 棘突、C1～C7 横突、C2～C7 关节突（柱）、第 1 肋骨的上缘和后缘等。

1. 寰椎横突　寰椎横突位于乳突与下颌角之间。触诊时患者可以取坐位，也可以取仰卧位，医者的两手食指或拇指的指腹轻轻按压在乳突与下颌角之间的间隙内，一般可以触摸到两个圆的硬结，此处就是寰椎横突（图 6-7）。注意此处较为敏感，压力不可太大，双侧同时触诊时要注意两侧横突是否对称，如果两侧不对称且伴有一侧明显疼痛，说明寰椎有可能发生了偏移。有些横突较短的患者，在此处摸不到骨性标志，但是可以摸到有无压痛。

2. C2～C7 棘突　C2 棘突是颈椎所有棘突当中最宽大的，在枕骨下缘正中向下触摸，摸到的第一个明显的高起的骨性标志就是 C2 棘突（图 6-8），有些人还可以摸到分叉的 C2 棘突。

3. 第 7 颈椎棘突　C7 的棘突是颈椎所有棘突中最长的，触诊时一般让患者取坐位，嘱其低头，在颈肩结合处高起最明显处即是 C7 棘突（图 6-9）。但也有个别人的 T1 棘突高度会超过 C7 棘突，因此触诊时可以把手指放在最高起的两个棘突之间，嘱患者放松，医者扶患者的头顶，使患者的头部做前屈、后仰运动，而后再使其头部做被动的左右旋转运动。一般情况下，C7 的棘突会随着颈部的前屈后伸、左右旋转而活动，而 T1 的活动幅度较小。即便如此，其准确率也不是很高，结合 X 线片和体表压痛进行综合判断可以减少误差。

4. C2 ～ C7 关节突关节　关节突关节不仅是触诊的重点，而且是治疗的重点，在颈部斜扳顶推时是常用的着力部位。触诊时，患者采取仰卧位，去枕，医生的双手食指和中指指腹从患者颈后向上沿棘突两侧触诊（图 6-10）。小关节紊乱时可以触到患者的关节突关节两侧不对称，某一侧有明显压痛。也可以采用坐位触诊法：患者端坐，放松颈部，医者立于其后，双手拇指指腹从上至下沿关节突关节后方上下推摸触诊。

5. 横突　患者取仰卧位，医生从侧方触诊横突（图 6-11）。按照前述方法先找到C1 横突，再沿 C1 横突向前下方，触诊 C2 横突，依次向下触诊各椎体的横突，注意双侧同时触诊，比较其位置和压痛的对称性。横突多是硬而钝圆的小结，用力按压时疼痛明显。

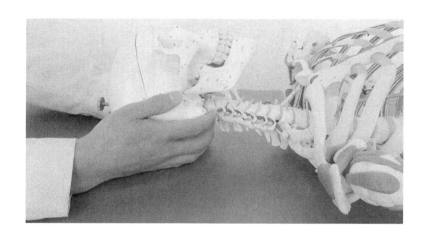

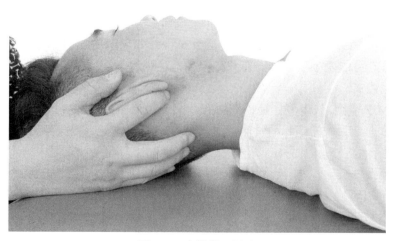

图 6-7　寰椎横突触诊

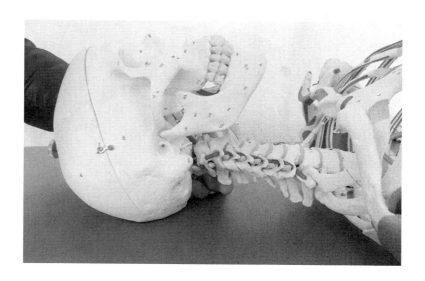

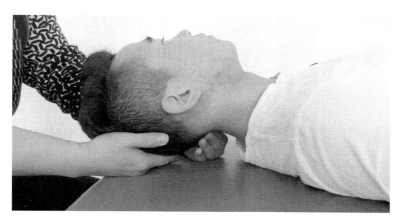

图 6-8　C2 棘突触诊

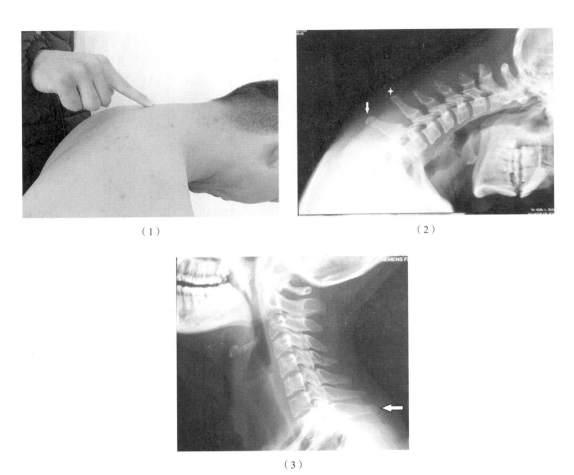

（1）　　　　　　　　　　　　　　　（2）

（3）

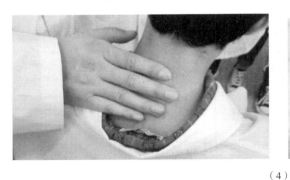　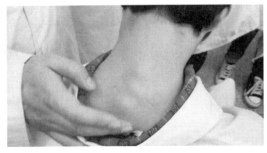

（4）

图 6-9　C7 棘突体表触诊

（1）手指所指为 C7 棘突；（2）箭头所指为 C7 棘突（星号所指为 C6 棘突）（3）箭头所指为 T1 棘突，在体表触诊时比 C7 棘突要高；（4）显示出模特低头时，3 个棘突都明显高出体表，很难确定哪一个棘突最高，检查者将三个手指定于 3 个棘突上，分别做颈部的旋转、低头、仰头的被动活动，C7 棘突的活动度相对 T1 较大

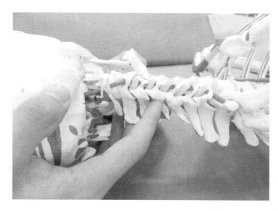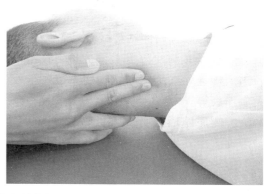

图 6-10 关节突关节触诊

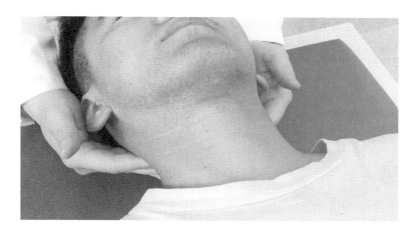

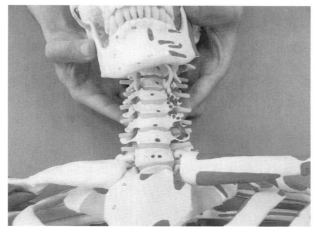

图 6-11 横突触诊

（三）特殊检查

1. 头部最大后伸旋转试验　头部最大后伸时，寰枕关节相对固定，旋转动作主要由低位颈椎及颈胸交界部共同完成（图6-12）。若患者出现眩晕，说明椎动脉供血不足。若出现疼痛伴功能障碍，说明中段颈椎及下段颈椎退变，如钩椎关节炎、颈椎关节炎、关节强直等。

2. 侧屈叩顶试验　患者侧屈颈部，医生用一手轻叩击头顶，一侧上肢出现放射痛为阳性（图6-13）。如果患者颈部凹侧疼痛，提示神经根或小关节病变；疼痛出现在凸侧，提示肌肉损伤。疑有骨折、脱位及颈椎不稳者，禁用此种检查法。

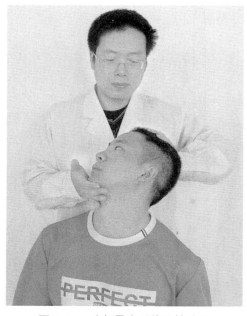

图6-12　头部最大后伸旋转试验

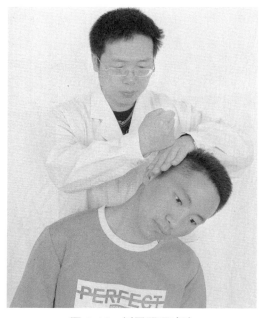

图6-13　侧屈叩顶试验

3. 颈椎牵引试验　医生托住患者下颌和后枕部，向上缓慢牵引（图6-14）。如果患者感觉疼痛加重，说明颈部周围的肌肉、韧带退行性改变。手麻减轻，提示可能有神经根性病变。

4. 肩关节加压试验　患者取坐位，医生压住其一侧肩关节，同时将颈椎弯向对侧（图6-15）。如果患者一侧上肢出现疼痛，提示神经根受到刺激或压迫。如果肌肉拉伸侧疼痛，提示胸锁乳突肌或斜方肌紧张。未拉伸侧疼痛减轻，提示存在包括肌肉短缩在内的痉挛、功能损伤等问题。

5. 前屈压迫试验　患者被动前屈颈椎，医生于头顶施加轴向压力（图6-16）。如果患者有后侧椎间盘突出，此检查会导致神经根进一步压迫，症状加重。另外，此检查可使小关节负荷减轻，使退变的症状减轻，如疼痛加剧，提示后方韧带结构受损。

6. 伸展压迫试验　医生一手扶患者肩部，另一手压在患者前额，使患者的头部尽量后仰（图6-17）。如患者疼痛加剧但不伴有神经根性症状，提示关节突关节受刺激。此试验可检查全部椎间盘，压力会传至前部椎间盘。

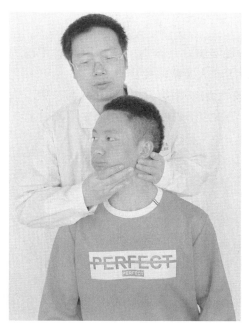

图6-14　颈椎牵引试验

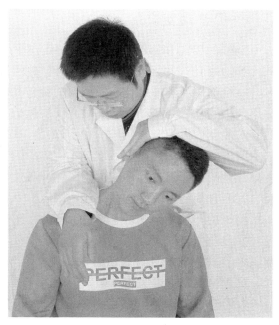

图6-15　肩关节加压试验

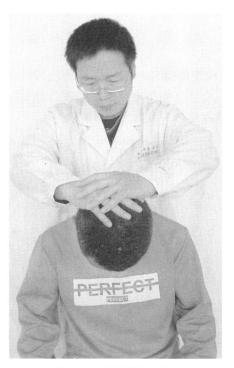

图6-16　前屈压迫试验

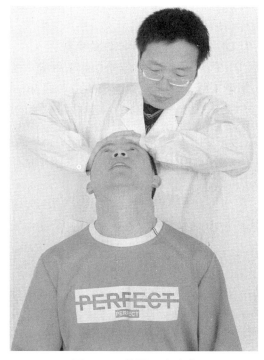

图6-17　伸展压迫试验

二、胸椎的常用检查方法

（一）活动度检查

胸椎的屈曲和伸展平均为 6°，从上到下活动度增加。上段胸椎平均为 4°，中段为 6°，下段为 12°。由于关节突和棘突的挤压，伸展活动比屈曲幅度更小。

胸椎的屈曲和伸展伴有矢状面的旋转和轻度矢状面的侧移。当胸椎屈曲时，关节面分离，椎间盘后部张开；伸展时相反。这也提示当胸椎出现侧弯、侧移时，必然伴有矢状面的曲度变化。

胸椎侧屈平均为每侧 6°，T11、T12 平均为 7°～9°。侧屈时伴有旋转，尤其在上段胸椎非常明显，类似颈椎的运动，侧屈和旋转发生在同侧。中部和下部胸椎伴随旋转不明显，而且旋转可以发生在任何一侧。

胸椎旋转在上部胸椎平均为 8°～9°，中部胸椎稍减小，最后两三个胸椎减小到 2°，这种明显改变是由于关节面从冠状面转向矢状面引起的。胸椎的旋转同样伴随侧屈，上部胸椎伴随同侧侧屈，在旋转的一侧下关节面向内向下滑动，对侧关节面向外向上滑动，这种情况在下部胸椎不明显，因为下部胸椎的关节面更直。

1. T1 ～ T3 椎体的活动度检查　患者取坐位，医生立于其右侧，左手拇、食二指放于需要检查的双侧横突。检查 T1 ～ T3 椎体时，嘱患者向右旋转颈部，左手注意感觉双侧横突的活动度变化。而后再用右手轻扶患者头顶，使其被动做左右旋转。医生以同样的方法站在患者左侧操作，若两侧横突旋转的幅度不一致，旋转幅度小的一侧可能存在问题。

2. T4 ～ T12 椎体的活动度检查

（1）T4 椎体：患者取坐位，左手拇、食二指放于需要检查的双侧横突，另一手置于同侧第 1 肋，轻轻地弹性按压患者肩部，同时注意体会胸椎横突的活动度，然后以相同的方法活动另一侧，注意体会两侧棘突的活动幅度是否一致（图 6-18）。

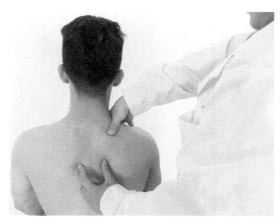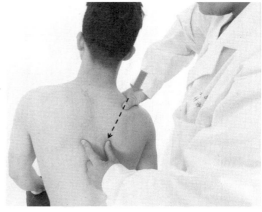

图 6-18　T4 椎体的活动度检查

（2）T5 椎体：患者取坐位，医生左手拇、食二指放于需要检查的双侧横突，另一手虎口张开，置于同侧肩中部，轻轻地弹性按压患者肩部，同时注意体会 T5 横突的活动度，然后以同样的方法活动另一侧，注意体会两侧横突的活动幅度是否一致（图6-19）。

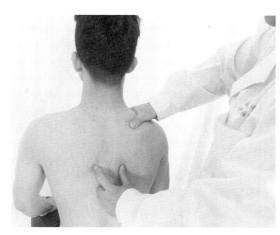
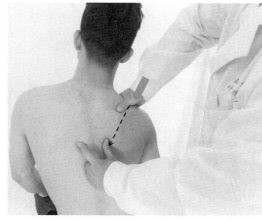

图 6-19　T5 椎体的活动度检查

（3）T12 椎体：患者取坐位，医生左手拇、食二指放于需要检查的双侧横突，另一手虎口张开，置于同侧肩峰处，轻轻弹压患者肩部，同时注意体会 T12 横突的活动度，然后以同样的方法活动另一侧，注意体会两侧横突的活动幅度是否一致（图 6-20）。

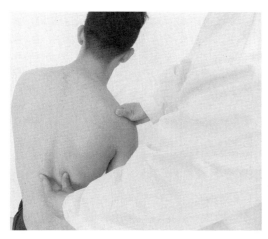
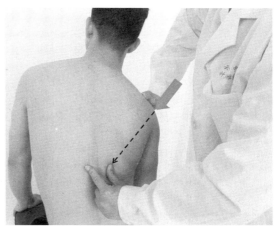

图 6-20　T12 椎体的活动度检查

（二）触诊

胸椎的曲度影响整个脊柱的生理曲度，胸椎的活动度也影响颈椎、腰椎和肩胛骨的活动。根据临床观察，胸椎还是局部疼痛和牵扯痛的来源。常用的胸椎触诊部位有棘突、关节突关节背侧、横突、肋骨。

1. 体表定位　人在端坐或站立时，两手自然下垂，两个肩胛骨的下角连线大约经过第 7 胸椎的棘突处，该方法是定位第 7 胸椎棘突的常用方法（图 6-21）。

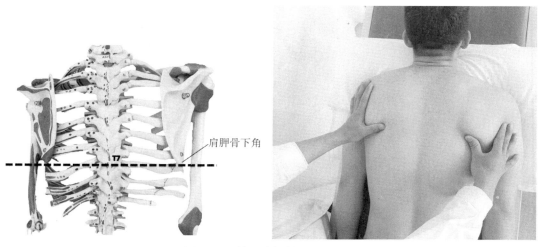

肩胛骨下角

图 6-21　第 7 胸椎棘突体表定位

2. 棘突触诊　患者取俯卧位，医生拇、食二指自上而下沿棘突两侧推摸，注意上、下棘突的连线是否在同一直线上（图 6-22）。如果有某个棘突偏离连线，并且伴有明显的压痛，说明该节段可能有关节紊乱。

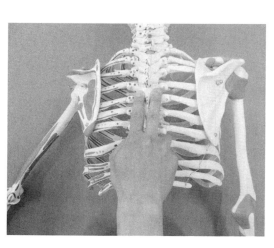
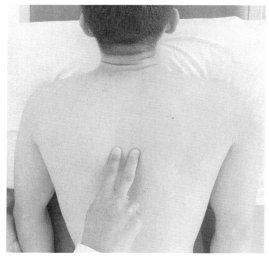

图 6-22　胸椎棘突触诊

3. 横突触诊　需注意的是，T1 ～ T3 棘突和颈椎棘突类似，棘突与横突大约在同一水平；T4 ～ T6 棘突下垂，如 T6 棘突尖端位于 T7 ～ T8 关节突关节水平；T7 ～ T9 棘突下垂得更明显，T7 棘突约与 T8 甚至 T9 横突相平；T10 ～ T12 棘突与腰椎的棘突走行类似，其棘突与横突约在同一水平。在触诊时，要注意棘突和横突以及椎体的位置关系：让患者俯卧，根据胸椎的这个特点定位椎体的横突，参考患者胸椎 X 线片，并与压痛点相结合能减少误差。

4. 关节突关节背侧触诊 关节突关节位于上、下两个椎体横突之间，在棘突正中线旁开 1.5 ～ 2cm 处，相当于夹脊穴处。上下推摸时，注意体会两侧是否对称，有无明显压痛等现象。

5. 肋骨触诊 肋骨在呼吸过程中做桶柄运动。除第 1 肋外，第 2 ～ 10 肋骨均是先找到该椎体后，再找到其横突，肋骨约沿着横突下方向外下方斜形走行。胸椎侧弯者，两侧肋骨不对称，从而引起肩胛骨不对称。

肋骨角位于棘突外旁开约 3cm 处。触诊时，将手掌放于两侧肋骨角处，嘱患者深呼吸，可以感觉到肋骨的运动。脊柱侧弯患者的肋骨角不对称。

第 1 肋：从 T1 横突下方走向前方，行走于锁骨后方（图 6-23）。前、中斜角肌的止点在第 1 肋上，在胸锁乳突肌锁骨头的后方、斜方肌的前方。患者取端坐位或仰卧位，医生找到其锁骨上窝，在胸锁乳突肌后缘下方摸到前、中斜角肌，顺着前、中斜角肌向下方触摸，可以摸到第 1 肋，让患者做短促的深吸气动作，可以感觉到该肋骨的运动。沿该肋骨向后触摸，在斜方肌的前缘可以触到第 1 肋的后缘。

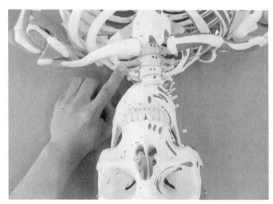 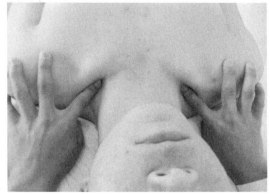

图 6-23 第 1 肋骨触诊

第 11、12 肋：游离肋，除个别人发育异常外，都可以在体表摸到游离的肋骨。患者取俯卧位，医生用两手拇指顺着第 12 肋最外侧缘向脊柱方向触摸，可以沿该肋骨的走行摸到第 12 胸椎椎体（图 6-24）。这一方法能用于定位第 1 腰椎或第 12 胸椎。图 6-25 中箭头所指的是第 12 肋先天发育短小，类似腰椎的横突，这种患者在体表触诊时容易误将第 11 肋当成第 12 肋，在定位时出现错误，影响脊柱手法的治疗效果。因此在触诊时，结合 X 线片可以提高触诊的准确性。

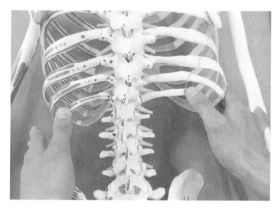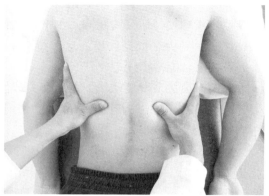

图 6-24　第 12 肋触诊

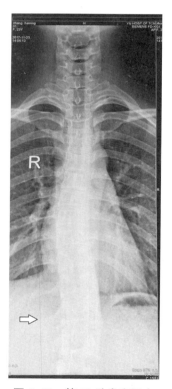

图 6-25　第 12 肋发育短小

三、腰椎的常用检查方法

（一）活动度检查

腰椎的主动活动包括左右侧屈、前屈、后伸、左右旋转。前屈为 90°，后伸为 30°（图 6-26）；左右侧屈各为 30°（图 6-27）；左右旋转各约 30°（图 6-28）。

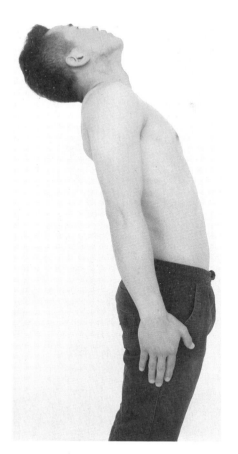

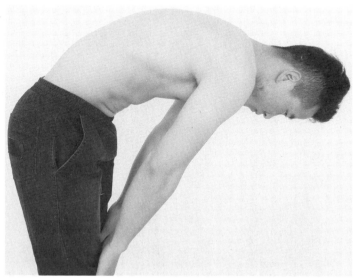

图 6-26 腰椎后伸与前屈

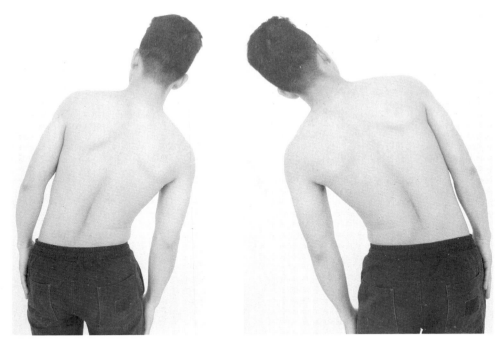

图 6-27 腰椎左右侧屈

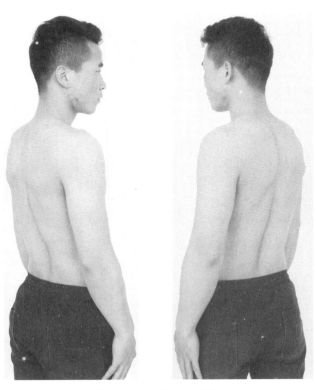

图 6-28 腰椎左右旋转

观察腰椎主动活动时，最好是让患者暴露腰部，先观察各个方向活动有无受限，或者活动过程中有无疼痛。当某一角度出现疼痛时，让患者保持该体位 15 秒，再进一步确认是否有疼痛。

（二）触诊

腰椎常用的触诊部位有棘突、棘突间隙、关节突关节、横突。

1. 棘突　骨盆两个髂嵴最高点的连线一般经过 L4 ～ L5 棘突间隙。这是定位 L4 或 L5 的常用方法。找到这一间隙后，向上依次是 L3、L2、L1 的棘突，向下是 L5 的棘突。但是由于腰椎发育异常、骨盆倾斜、腰椎侧弯等现象，这种定位方法并不是完全准确。结合腰椎正侧位片、骨盆正位片可以进行更准确的体表定位。如下图所示，该患者 S1 完全腰化，有 6 个腰椎，两侧髂嵴连线所对的是 L5 ～ L6 间隙（图 6-29）。

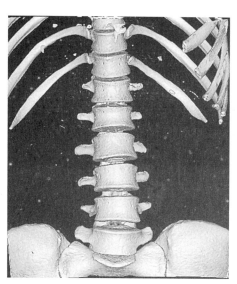
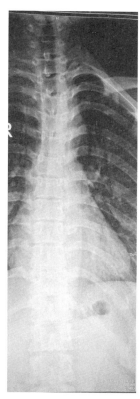
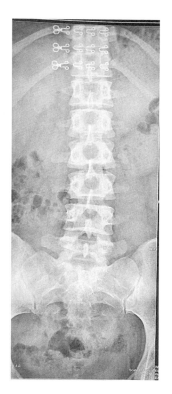

图 6-29　骶椎完全腰化

左图为腰椎 CT 三维重建，中图为胸椎正位 X 线片，右图为腰椎正位 X 线片。从中可以看出，患者有 12 个胸椎，结合起来判断，该患者有 6 个腰椎

棘突触诊时，可通过小力度的弹压法，感觉棘突向前的运动情况（图 6-30）。如果有压痛或明显的活动幅度减小，说明该椎体有病变。腰椎向前滑脱者禁用此法。也可以用食、中二指夹持，沿棘突两侧上下滑动，感觉上下椎体棘突的排列是否整齐（图 6-31）。

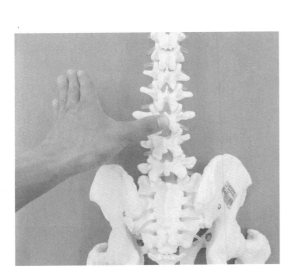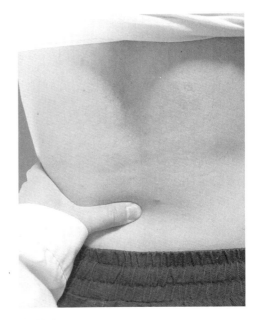

图 6-30　腰椎棘突拇指触诊

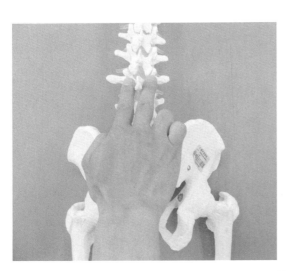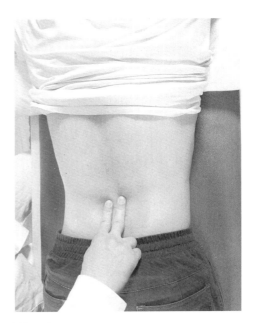

图 6-31　腰椎棘突夹持触诊

2. 棘突间隙　棘上韧带附着在棘突尖上，上、下两个棘突间可以触摸到明显的凹陷。但有些患者由于棘上韧带钙化严重，或者生理曲度过凸，棘突间的凹陷很难在体表触及。

3.关节突关节　关节突关节位于两个腰椎的结合处，先找到上、下两个椎体的棘突间隙，在间隙旁开约 2cm 处的深层就是关节突关节的位置（图 6-32）。

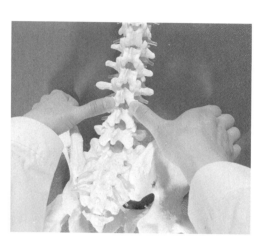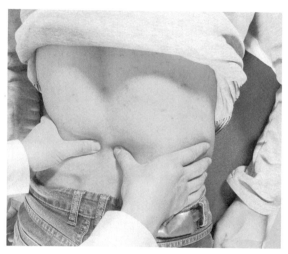

图 6-32　关节突关节触诊

4.横突　腰椎的横突和棘突约在同一水平上，找到棘突后，沿与棘突相平的方向横向触摸，可以触及横突（图 6-33）。特别是 L3 横突较长，更容易触及。由于 L3 横突是许多肌肉的附着点，所受的牵拉力较大，容易在此处摸到压痛点；有时候还可以摸到硬的结节，多是肌纤维变性所致。医生用掌根豌豆骨的位置或拇指指腹由后方向床面缓慢按压一侧的横突，感觉横突向前方的旋转运动情况，比较双侧的旋转幅度变化。多数情况下，活动幅度减小侧为有病变的一侧，说明该椎体有病变。腰椎向前滑脱者禁用此法。

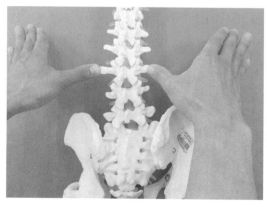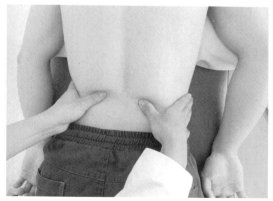

图 6-33　L3 横突触诊

触诊是手法医学中一个重要诊断手段，压痛和对称性是判断功能障碍的重要标志。如果没有压痛，即使明显摸到棘突"偏歪"，也要慎重下结论，此时还要结合影像学检查和患者的病情综合判断。常见的先天发育异常会影响触诊的准确性，这些常见现象都可以通过 X 线片反映出来。

（三）体格检查

1. 俯卧屈膝试验　患者俯卧，下肢伸直，医生握住患者踝关节上方，使患者被动屈膝，尽量使患者的足跟部向臀部靠近（图 6-34）。如果疼痛发生在患者大腿前方，说明股四头肌紧张或股神经受牵拉刺激。如果单侧腰部、臀部及大腿后方神经疼痛，提示腰椎神经根损伤。

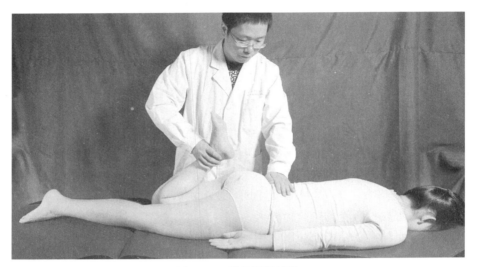

图 6-34　俯卧屈膝试验

2. 挺腹试验　患者仰卧，头部和足跟着床，腹部上挺，嘱患者在此状态下做出咳嗽声（图 6-35）。如果患者出现双下肢麻木，说明腰椎神经根受压。

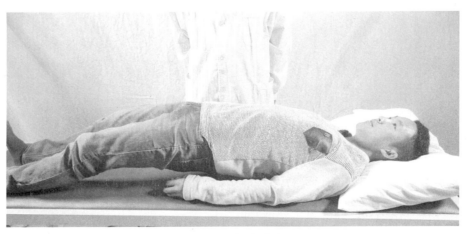

图 6-35　挺腹试验

3. 直腿抬高试验　患者双下肢伸直仰卧，医生一手放于踝部后方，另一手压于膝前方，在保持膝关节伸直的同时，放于踝后部的手将下肢缓缓抬高，如抬高不足70°，且下肢后侧出现放射痛、麻即为阳性（图6-36）。在此基础上放低10°做背屈，下肢出现放射性疼痛、麻木等表现，为直腿抬高加强试验阳性，提示腰部神经根受压（图6-37）。

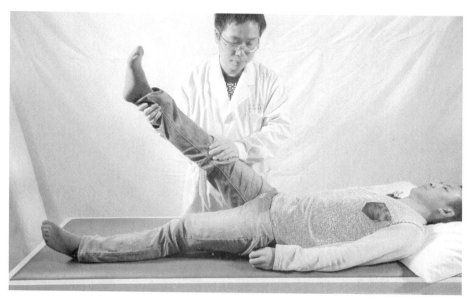

图 6-36　直腿抬高试验

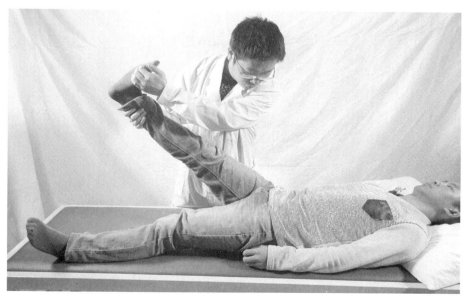

图 6-37　直腿抬高加强试验

4. 支撑向前屈曲试验　该试验多用于腰痛和骶髂关节疼痛的鉴别诊断。医生立于患者后方，先嘱患者自主向前弯曲，直至腰骶部感觉疼痛后回到直立位置。然后医生用大腿顶住患者的骶骨，用双手扶住患者两侧髂骨，让患者再次向前弯曲（图 6-38）。如果疼痛减轻或消失，提示患者可能有骶髂关节综合征。

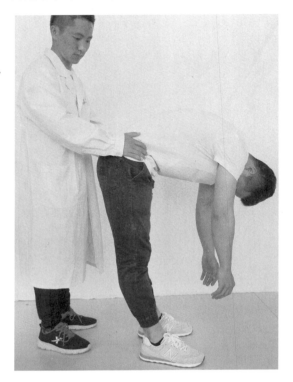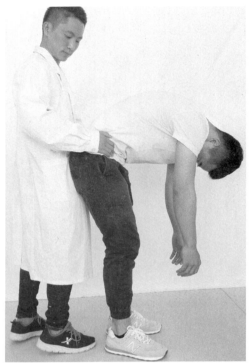

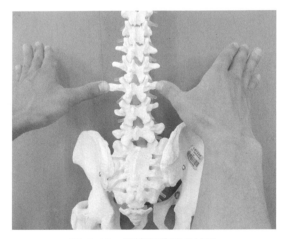

图 6-38　支撑向前屈曲试验

四、骨盆的常用检查方法

（一）望诊

由于骶髂关节属于微动关节，在临床中观察患者的体态和姿势十分重要。当骨盆产生倾斜、旋转等变化后，患者会表现为长短腿、高低臀、大小臀等，可以通过仔细观察诊断出来。由于上半身的重力经骶髂关节和两侧髋关节向下肢分散，因此当骨盆倾斜时，会引起脊柱也出现相应的代偿性倾斜，表现出明显的姿势异常。图 6-39 是一位骨盆旋移的患者，表现出大小臀，其骨盆片也显示出耻骨联合中线和腰骶正中线不在一条直线上。该患者是 3 年前打球摔伤后，逐渐出现下肢痛，走路时疼痛加重。

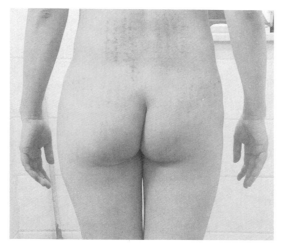

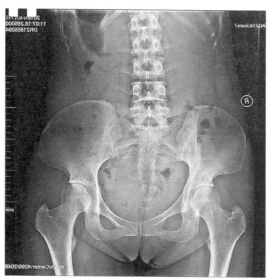

图 6-39　骨盆望诊

图 6-40 所示为一位有多年腰痛病史的患者，在站立时，从后面可以看出其腰带倾斜，呈现右高左低，其骨盆 X 线片也显示髂嵴右高左低。

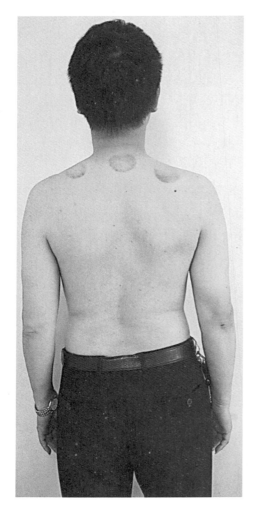
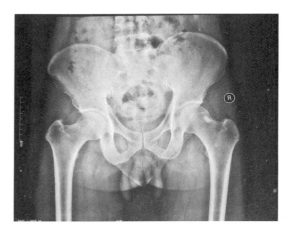

图 6-40　腰部望诊

（二）触诊

骨盆常用的触诊部位有髂嵴最高点、髂前上棘、髂后上棘、坐骨结节、尾骨、骶骨后下外侧角、骶结节韧带、骶髂关节后间隙。

1. 髂嵴最高点　患者取俯卧位，医生沿腹部两侧外缘向下推摸，当摸到硬的骨头时，沿骨头边缘前后触摸，感觉到一弧形的骨缘，此处就是髂骨，其最高点就是髂嵴。自己触诊时，双手叉腰，在系腰带处水平方向，有两处高起的骨性标志就是髂嵴（图6-41）。髂肋肌、背阔肌、腰方肌、腹内外斜肌、腹横肌、臀大肌、阔筋膜张肌等附着在此处。

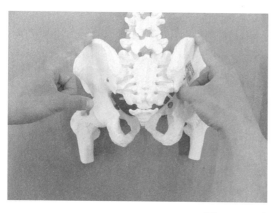

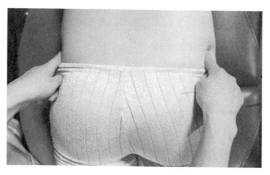

图 6-41　髂嵴最高点触诊

2. 坐骨结节　沿臀横纹向斜上约 15°深处触诊，可以摸到一个突起的圆形骨性标志，此处即是坐骨结节（图 6-42）。大收肌、下孖肌、股方肌、腘绳肌群等附着在坐骨结节处。自己触诊双侧坐骨结节时，取坐位，双手掌心向上放在臀部下方，可以明显感觉到坐在手掌中的骨头，这就是坐骨结节。

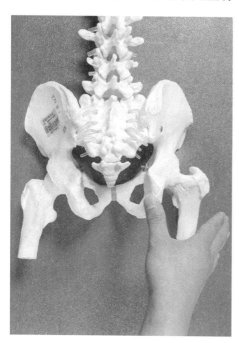

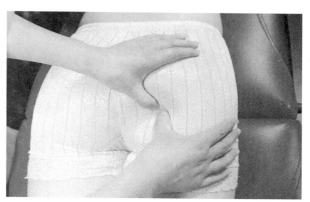

图 6-42　坐骨结节触诊

3. 髂后上棘　患者取俯卧位，多数情况下在腰、骶结合处可以看到两个凹窝，此处的下方多数正对髂后上棘。但这个规律不适用于所有人，触诊时还是要用拇指指腹沿着凹窝下方仔细感觉皮下的骨性标志（图 6-43）。由于此处皮肤较薄，很容易触及下方的髂后上棘。当患者有髂骨的前、后旋转小关节紊乱时，可以感觉到两侧髂后上棘不对称，并有一侧伴有压痛。

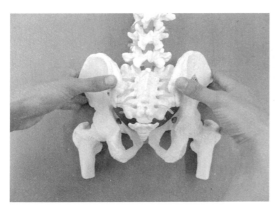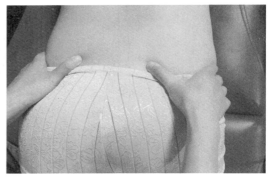

图 6-43　髂后上棘触诊

4. 骶髂关节　骶髂关节被髂后上棘覆盖，在触诊时不能直接触及。但在触到髂后上棘后，用拇指在其内侧缘接近 S2 处的缝隙内触摸即可摸到骶髂关节间隙（图 6-44）。当髂骨前旋时，骶髂关节后下缘处的软组织高起并伴有明显的压痛；当髂骨后旋时，髂后上棘处有明显压痛；当骶骨旋转时，双侧骶髂关节可能都出现压痛。

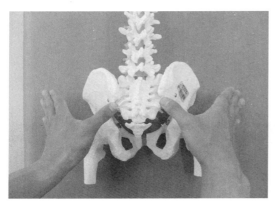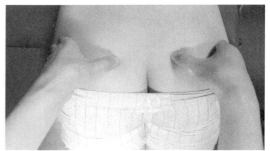

图 6-44　骶髂关节后间隙触诊

5. 髂前上棘　患者取仰卧位，医生双手拇指或食指在骨盆前缘高起处轻按，可找到最高的骨性突起，此即髂前上棘。两侧同时触诊可以感觉到双侧是否对称（图 6-45）。当出现不对称或一侧伴有明显的按压痛时，说明髂骨可能存在小关节紊乱。髂前上棘是缝匠肌和阔筋膜张肌的附着点。

6. 骶骨后下外侧角　先找到骶管裂孔。骶骨外下角在该裂孔外侧，骶骨的后下外侧边缘就是骶骨的后下外侧角（图 6-46）。此处是骶结节韧带的附着点，也是治疗骶骨旋移紊乱的一个重要部位。

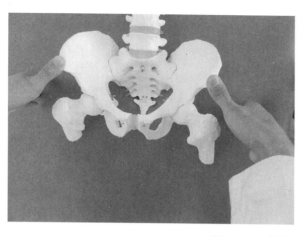

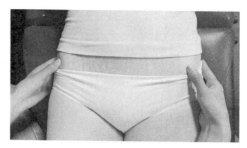

图 6-45　髂前上棘触诊

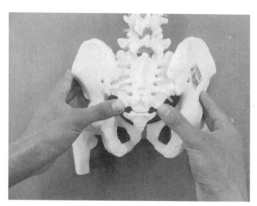

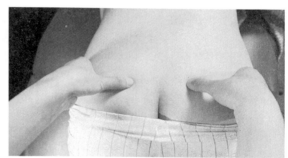

图 6-46　骶骨后下外侧角触诊

7. 尾骨　尾骨位于骶骨的最底端。在触诊时先找到骶骨，然后再沿骶骨正中向下触摸，在最下端可以摸到一个尖的骨性标志，此处一般是尾骨（图 6-47）。尾骨是寻找骶管裂孔时的重要骨性标志，骶管裂孔位于尾骶关节的上方。臀大肌的部分纤维附着在尾骨上。

8. 骶结节韧带　骶结节韧带起于骶骨后下外侧部和尾骨上部，止于坐骨结节（图 6-48）。臀大肌、股二头肌长头腱附着其上，该韧带可防止骨盆过度前倾，对稳定骨盆有重要作用。当骶髂关节紊乱后，此韧带往往伴有明显的压痛，甚至会波及附近的阴部神经，从而引起生殖器周围的放射痛。

触诊该韧带时，嘱患者俯卧。先找到骶骨

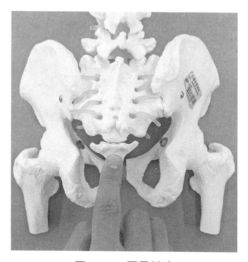

图 6-47　尾骨触诊

外下角，再找到坐骨结节，沿两者之间的斜形连线处可以触及该韧带。骶髂关节紊乱的患者可在此处触及痉挛的条索状物，常伴有明显的压痛。

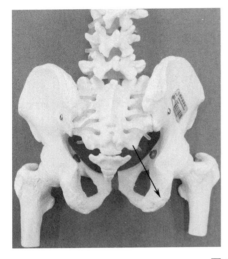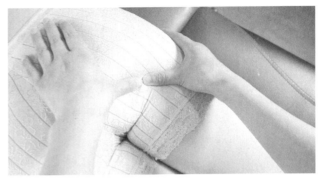

图 6-48　骶结节韧带触诊

（图中箭头所示的方向为右侧骶结节韧带走行方向）

（三）常用检查

1. 韧带检查　患者仰卧，医生一手固定患者伸直的下肢，另一手将患者屈曲的膝部压向其对侧肩部（图 6-49）。如果髂腰韧带损伤，该试验引出的牵拉痛会累及腹股沟区；如果骶棘韧带和骶髂韧带受牵拉引起的疼痛位于 S1 神经分布区，会沿后外侧放射至髋关节或膝关节；如果是骶结节韧带损伤，牵拉引起的疼痛会沿坐骨神经放射至大腿后方。

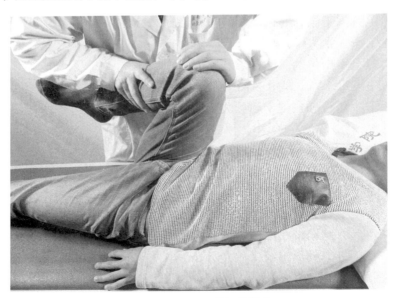

图 6-49　骶髂关节韧带检查

2.三相过伸试验 患者俯卧，医生一手固定同侧髂骨，另一手抬起患者对侧下肢并使其过度后伸，询问患者有无疼痛出现；医生的固定手也可以放在骶骨后方固定住骶骨，还可以放在L5棘突处，固定的位置不同，评估的内容不同（图6-50）。如果髂骨固定时引起疼痛，提示髋关节功能紊乱或股直肌/腰大肌痉挛；骶骨固定时疼痛，提示骶髂关节活动受限或骶髂关节功能紊乱；第5腰椎固定时引起疼痛，提示腰骶结合部功能紊乱，也提示髂腰肌紧张或痉挛。

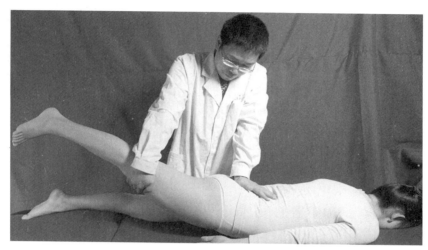

图6-50 三相过伸试验

3."4"字试验 患者仰卧，医生立于其一侧，嘱患者屈曲同侧膝关节，医生一手固定患者对侧髂骨，另一手向床面按压患者膝关节内侧缘（图6-51）。正常情况下，外展的膝关节外侧面可触及床面，如果同侧活动度偏小或偏大且伴有同侧腹股沟疼痛，提示可能存在髋关节功能紊乱或内收肌群紧张；若膝关节可以触及床面，此时仍有骶髂关节后方疼痛，则提示同侧骶髂关节功能异常。

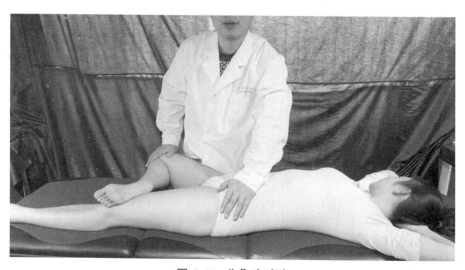

图6-51 "4"字试验

4. 站立交替抬腿检查　患者面对墙站立，双手扶住墙面，医生立于其后，左手拇指置于患者左侧髂后上棘，右手拇指置于患者骶正中嵴，嘱患者屈膝屈髋，尽量抬高左侧下肢（图 6-52）。医生再更换手势，左手拇指置于患者骶正中嵴，右手拇指置于患者右侧髂后上棘，嘱患者屈膝屈髋，尽量抬高右侧下肢。注意比较两侧下肢抬动过程中髂后上棘相对骶骨向下的活动幅度是否对称。如果骶髂关节正常，检查时髂骨会向下运动，髂后上棘会向下方运动 0.5 ～ 2.0cm。如果骶髂关节运动受限，则髂后上棘不会向下运动，而是由于骨盆倾斜向上运动。

5. 站立前屈检查　患者站立，医生双手拇指指腹分别置于其髂后上棘，嘱患者尽量向前弯腰，同时保持两拇指与其双侧髂后上棘接触，观察两拇指向上的运动是否对称（图 6-53）。一般情况下，拇指向上运动较多的一侧是病变侧，提示该侧髂骨偏移。

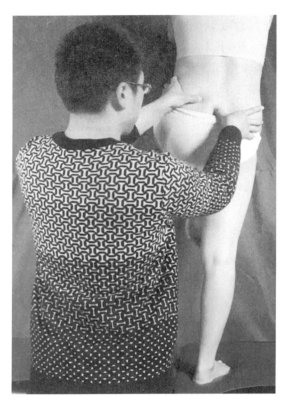

图 6-52　站立交替抬腿检查

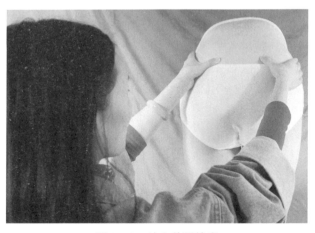

图 6-53　站立前屈检查

6. 坐位前屈检查　检查骶骨相对髂骨的可动性。患者取端坐位，双足着地，医生位于患者身后，两拇指指腹分别置于其两侧髂后上棘，嘱患者尽量前屈，观察两拇指向上的活动度（图 6-54）。如果两拇指向上活动度不一致，一般情况下向上活动幅度大的一侧为病变侧，提示该侧骶髂关节活动受限，是需要治疗侧。

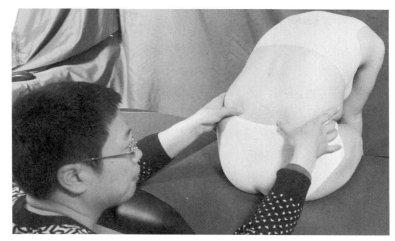

图 6-54　坐位前屈检查

第三节　脊柱病的整脊保健

一、颈椎综合征

颈椎综合征是指由于椎间盘退变，导致椎间隙变窄、椎间盘突出或骨质增生，刺激或压迫神经根、脊髓、椎动脉或交感神经而引起的综合症候群。轻者头、颈、肩臂麻木疼痛，重者可致肢体酸软无力，甚至大小便失禁、瘫痪。有些患者还可以出现心慌、头晕等症状。

（一）常见症状及体征

1. 颈肩部酸痛　颈部肌群大体分为伸肌群和屈肌群。在维持人体脊柱平衡上，两组肌群相互协作、相互制约。当颈部长期处于一个固定姿势时，两组肌群的平衡就会被打破。长期伏案工作者，由于颈后肌群长期处于被牵拉状态，被牵拉的肌纤维容易出现慢性损伤，如出血、渗出等，最后形成条索、结节等病变。这些病理性产物如果刺激神经末梢就会出现酸痛不适等症状；如果迁延日久，会出现软组织的不可逆变，如项韧带钙化、肩胛提肌在肩胛骨内侧角附着处钙化等。

肩胛骨内上角、肩胛冈上窝等处是肩胛提肌、中部斜方肌受牵拉的应力集中部位，也是常见的痛点分布处。两肩胛骨内侧菱形肌受肩胛背神经支配，该神经由 C5 ～ C6 神经根分出，因此下颈段的病变会刺激该神经，引起菱形肌的痉挛、疼痛；有些患者在仰头时出现肩胛骨内侧的放射痛，可能就是由于下颈段的病变所致。

2. 上肢麻木或疼痛　支配上肢肌肉的神经多来自臂丛，由于颈部脊柱的椎间盘病变、骨质增生、韧带钙化等退行性改变，或急慢性损伤刺激或压迫颈脊神经，会引起该神经支配的肌肉疼痛和/或该神经所支配的区域麻木。如第 5、6 对脊神经根受压，表现出颈项肩部的疼痛及沿上肢臂丛及其分支桡神经分布区域（三角肌、肱二头肌、前臂桡侧至拇指和食指）的放射性疼痛和麻木感。受压神经根所支配的皮肤早期可出现痛觉过敏，后期则表现为感觉减退。如果神经受刺激的状况长期得不到改善，其支配的肌肉往往出现肌力减弱或萎缩。

3. 心慌、胸闷、耳鸣、头晕　颈部有 3 个重要的交感神经节，颈交感神经的几个灰交通支可合成心脏支，组成颈上、中、下心支。当颈椎骨质增生、小关节紊乱以及颈部前方的软组织痉挛时，可以刺激交感神经节，使交感神经兴奋或抑制，引起心脏的功能异常，如心慌、胸闷、心前区闷痛等。

4. 步态不稳　颈椎间盘向后突出较大时，压迫颈髓后引起脊髓传导功能障碍，造成下肢的功能异常。患者会表现为膝跳反射等腱反射先亢进后减弱，行走时双下肢发软或有明显的踩棉花感。

5. 头痛　以枕后部痛或偏头痛为主，多由于颈部骨、关节、韧带等组织的损伤刺激或压迫枕大神经及椎动脉引起。头痛的性质为胀痛或刺痛，头颈部体位改变可加重或缓解；牵涉枕大神经时，可在枕大神经与颅骨交界处触及条索状物。头痛较为严重时，可出现头晕、耳鸣、听力下降、胸闷、恶心等伴随症状。

6. 头昏、视力下降　颈部的交感神经节有分支发出到椎动脉，伴随椎动脉上行至椎动脉颈段及颅内段，并与颈上神经共同到达头面部，有分支进入眼部。因此，椎动脉受刺激后，可以引起椎-基底动脉供血不足，脑内微循环障碍，患者会出现头昏、头晕，或者伴有嗜睡、记忆力下降等。如果颈部交感神经受刺激兴奋，导致眼压下降，出现眼珠疼痛、怕光、流泪、视物模糊等症状；迁延日久，可导致视力下降。

（二）诊断要点

1. 触诊　颈椎病的触诊常用部位有枕下肌群、关节突关节（关节柱）、颈椎周围肌肉等。枕下压痛点多集中在枕大神经与枕骨下缘交界处，在小关节紊乱的患者，病变节段的关节突关节触诊左右不对称，病变节段周围的深层肌肉多伴有结节或条索状物。肩背部的压痛点多集中在肩胛冈上窝、肩胛骨内侧角等处。

2. 体格检查　颈椎的体格检查方法较多，要根据患者的病情选择检查方式。患者有上肢麻木时，可以选用臂丛神经牵拉试验、颈部拔伸试验、椎间孔挤压试验等方法；如果伴有眩晕，可以选用旋颈试验；步态不稳伴有踩棉花感者，要注意检查上下肢的腱反射，如肱二头肌腱反射、膝跳反射等。

3. 影像学检查　颈椎 X 线片和 MRI（磁共振成像）检查是常用的影像学检查手段，颈椎六位 X 线片包括颈椎正位片、侧位片、过屈位片、过仰位片、左右斜位片。头晕明显，可加拍张口位片。从颈椎 X 线片上，可以看出小关节是否有紊乱、颈椎侧弯、骨质增生等情况。

颈椎核磁共振在检查椎间盘突出、肿瘤方面有独特的优势。因此，在初步 X 线检查的基础上，结合详细的体检，如果怀疑有肿瘤、脊髓受压等问题时，可以建议患者行颈椎核磁共振检查（图 6-55）。其缺点是检查室内噪声较大，幽闭恐惧症、体内有金属的患者禁用，如心脏支架、宫腔环等。

颈椎 CT 检查也可以发现肿瘤、关节的增生、椎间盘突出等，缺点是辐射剂量较大。在肿瘤和软组织疾病的识别方面不如 MRI。

（三）整脊保健方法

1. 推拿手法整脊保健

【目的】

理筋整复，纠正关节错位。

【常用手法】

一指禅推法、㨰法、按揉、弹拨、点法、推法、抖法、擦法及关节整复类手法等。

【选取部位和穴位】

风池、天柱、肩井、曲池、阿是穴等。

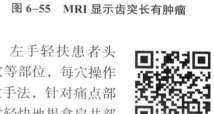

图 6-55　MRI 显示齿突长有肿瘤

【操作步骤】

（1）松解手法：患者取坐位，医者立于其后，左手轻扶患者头顶，右手以一指禅推法作用于颈部两侧风池、天柱穴等部位，每穴操作 3～5 分钟。而后再沿棘突两侧分别施以按揉、弹拨手法，针对痛点部位适当延长刺激时间。肩井穴采用拿捏法，两手同时轻快地提拿肩井部的斜方肌，力度以患者能忍受为度。而后再弹拨阿是穴，常见的有两肩胛骨内侧角，该处为肩胛提肌附着点，容易出现酸痛。

二维码 8

（2）关节调整手法：见前述手法章节的颈椎扳法。

【注意事项】

（1）在治疗前先拍 X 线片，以排除骨关节本身病变。

（2）手法用力要适度，不可施用暴力，以免造成损伤。

（3）注意局部保暖。

（4）治疗期间须配合适当的休息和颈部功能锻炼。

2. 牵引整脊保健　多采用坐位、头前倾位或卧位，用枕颌布带持续牵引，牵引重量为一般体重的 10%，每天 1～2 次，每次 20～30 分钟。

（四）预防与护理

1. 适当锻炼

（1）脖颈争力：双手十指交叉相扣，置于后脑部，双手向前推，同时头部向后用力对抗双手的推力，坚持 5 秒钟，重复数次。该法可以缓解颈部肌肉紧张，还可以增加颈后部肌肉的力量，有利于颈部肌肉的强壮。

（2）白鹤饮水：取坐位或站位，用下颌尖向前、向下、向后、向上缓慢划圆，动作要均匀，每个角度都争取做到最大幅度。向下时尽量使下颌尖贴住胸骨，向上时尽量让头顶向上顶，使颈部的肌肉尽最大力量工作。

（3）回头望月：取坐位或站位，缓慢转动头部至最大幅度，然后再向后上方抬头，两眼向后上方远望，左右各做数次。该动作可以缓解颈椎关节的疲劳，减少因长期伏案导致的颈椎小关节僵硬等现象。

（4）左右贴耳：取坐位或站位，颈部向左侧弯，尽力使耳部贴住左侧肩部，至最大程度后坚持 5 秒钟再回到中位，左右各做数次。该法能牵拉双侧肌肉，缓解颈部侧方肌痉挛。

2. 劳逸结合　伏案工作者最好不要连续低头超过 1 个小时。感觉疲劳时，要配合颈椎的功能练习，待疲劳缓解后再重新工作。

3. 自我按摩

（1）按揉颈项：取坐位或站位，双手虎口张开，双手拇指指腹放在双侧风池穴上，沿枕骨下缘来回往返按揉，酸胀明显处适当增加刺激量和时间。然后双手拇指顺着棘突两侧自上而下按揉颈部双侧肌肉数遍，酸痛处多停留并按揉。此手法可在一定程度上缓解颈部肌紧张，有解痉止痛的作用。

（2）拿捏颈部：取坐位或站位，优势手反手捏住颈部，用食、中、无名三指与掌根相对捏住颈部两侧，一捏一放拿捏颈部，力度以舒适、耐受为主。

（3）拍打颈部：可以用拍打棒或手掌，在颈后部以及颈肩结合处做有节律的拍打，力度以患者能忍受为佳。拍打法可以震动体内深层组织，有利于改善局部的血液循环。

（4）擦颈项：取坐位或站位，优势手反手置于颈部，以手掌为接触面，在颈后部做左右推擦数十次，可感觉到皮肤有明显的热感。该手法可以提高局部皮肤温度，有温经通络的作用。

二、胸椎综合征

（一）常见症状及体征

1. 临床症状

（1）胸背疼痛：胸段脊柱的小关节紊乱，包括肋椎关节、肋横突关节等，会刺激相应的脊神经、肋间神经或植物神经而导致胸背疼痛。由胸椎小关节紊乱引起的疼痛或向四周扩散，或局限于病变椎体旁，也有一些疼痛不容易定位。上胸段的小关节紊乱可以引起菱形肌区的疼痛；下胸段的病变会引起背阔肌以及深层的胸最长肌、胸髂肋肌等胸背部肌肉酸痛不适。如果小关节紊乱直接刺激肋间神经，疼痛会沿肋间神经放射到前胸部，胸骨旁相应节段会有压痛。

（2）其他症状：胸椎小关节紊乱迁延日久，则容易继发脊柱相关性疾病。如第 5 胸椎的错位会影响心功能，可出现胸闷、心率过快或过慢、心律不齐等心脏疾病，上胸段的小关节紊乱也可影响肺脏功能，容易出现慢性咳嗽或哮喘等疾病。

2. 体征

（1）高低肩：胸椎侧弯明显的患者，双手自然下垂，采取立正站姿，头处于中正位，双目向前平视。医生从背后可以观察到患者双侧肩峰部一高一低，不在一条水平线上。

（2）局部压痛或肌紧张：胸椎小关节紊乱造成的疼痛点多集中在棘突上、棘突旁、关节突关节等部位。病变节段双侧的肌肉，如深层的胸最长肌、两侧的胸髂肋肌等处紧张度、双侧软硬度不对称。

（3）双侧皮肤温度改变：在病变节段双侧，用手触诊皮肤，有些患者可以明显触到一侧的皮肤温度下降，有些患者会出现一侧毛孔粗大，这可能和支配该皮肤的神经节段传导受影响有关。

（二）诊断要点

胸椎正位X线片可以看出胸椎小关节紊乱的具体情况，如椎体的侧摆、棘突偏歪、侧弯等变化（图6-56）。

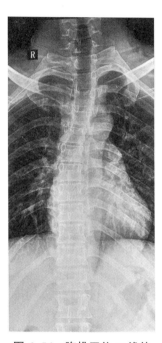

图6-56　胸椎正位X线片

第1、2、3胸椎棘突明显右偏，而肋骨伴有椎体向左上方轻度倾斜。查体可以发现患者这几处棘突左侧压痛明显

（三）整脊保健方法

1. 手法整脊保健

【目的】

缓解脊旁软组织的痉挛，整复紊乱的脊柱小关节。

【选用手法】

按法、揉法、滚法、摩法、弹拨法、擦法等。

【选取部位和穴位】

足太阳膀胱经经穴、胸背部的夹脊穴、阿是穴等。

【操作步骤】

（1）软组织放松

滚脊柱：手握空拳，用小鱼际或侧掌着力，沿肌纤维走行方向滚脊柱两侧肌肉，自胸背至腰骶部操作3～5遍。

按揉夹脊穴：以双手拇指指面着力，同时或交替按揉棘旁夹脊穴，自上而下各操作2～3遍。

按揉足太阳膀胱经：以手掌根部着力，双手重叠依次按揉背部足太阳膀胱经第1、2侧线，从大杼穴至腰骶部，自上而下操作2～3遍。

按揉阿是穴及相关肌群：用拇指或三指滑动触诊法找到背部压痛点，并用拇指指腹着力按揉 1～2 分钟，力度适中，忌用蛮力和暴力。若触及条索状或结节样反应物，可重点按揉，以酸痛明显，患者能耐受为佳；若遇肌肉较为丰厚部位，可双手重叠或用肘关节弹拨按揉。

弹拨脊旁肌肉：以拇指指面着力，沿棘旁肌肉，自上而下弹拨 2～3 遍，力度以患者能耐受为佳。

擦脊柱：常作为结束手法，涂少量冬青膏，用小鱼际或全掌接触皮肤，沿脊柱中线及足太阳膀胱经第 1、2 侧线往返直线推擦，以局部皮肤透热为度。

（2）对伴有棘突病理性偏歪者，采用脊柱整复类手法

抱胸牵引扳法：身材较高大的医生，针对矮小身材的患者，可用此法。患者取坐位或站立位，双手交叉抱于前胸，医生立于其后，双手绕过患者双侧肘关节，双手十指交叉后扣住患者双手，医生胸部顶住患者胸椎后方，双手抱住患者后向上用力，同时胸部向前顶压患者胸椎后部，猛然向上提拉患者，常可听到胸椎弹响声。

双拇指交叉或双掌豌豆骨交叉按压法：此种方法首先要参照胸椎正位 X 线片，找到偏移明显的椎体后，在患者体表触诊，有明显压痛者方可行手法治疗。患者俯卧，胸下垫枕，头向前部探出床外，医生立于其头侧或身体一侧。以第 5 胸椎棘突向右侧偏歪为例：患者先找到第 4 胸椎棘突，向左侧平行旁开约一横指处是第 5 胸椎左侧横突，然后找到第 5 胸椎棘突，与其相平的右侧稍下方大约是第 6 胸椎右侧横突，左手拇指（或豌豆骨）按压住第 5 胸椎横突左侧，右手拇指（或豌豆骨）按压在第 6 胸椎横突右侧，嘱患者深吸气，在其呼气末用双手下压旋按，使向右侧偏歪的第 5 胸椎棘突再旋向左侧。注意要弹性发力，不可突然发刚猛之力，以免造成肋椎关节挫伤。

二维码 9

2. 导引整脊保健

（1）双手托天理三焦：两足分开站立，与肩同宽，呼吸自然，两手交叉置于上腹。掌心向上，两臂上提至下颌，反掌上托，抬头挺胸，掌心翻转向上，两臂带动上身左右各侧屈一次，两臂经体侧下落，还原。反复锻炼 8～10 遍。本法能正骨理筋，适用于颈、胸、腰部及肩关节活动障碍者练习。

（2）打躬式：两足分开站立，与肩同宽，呼吸自然，双手交叉置于脑后，头部向下缓缓弯曲，体会脊柱节段逐节弯曲的感觉。向下弯的程度量力而行，到酸痛明显处停留 5～10 秒。

3. 注意事项

（1）严格掌握适应证，治疗前要排除骨折、肿瘤骨转移等禁忌证。

（2）整复类手法，不可使用刚猛的爆发力，以防止伤害肋椎关节或肋骨前部的胸肋关节。出现不良反应立即停止操作，并及时做相应的对症处理。

（3）患者应当注意休息，避免半躺卧位看电视、手机等不良姿势。

三、腰椎综合征

腰椎综合征多由腰椎后关节紊乱导致，又称"急性腰椎后关节滑膜嵌顿"或"腰间小关节综合征"，属于脊柱小关节功能紊乱的范畴，中医学称为"骨错缝"。其好发于腰椎间关节和腰骶关节，多因腰部小关节滑膜嵌顿和因部分韧带、关节囊紧张引起反射性肌肉痉挛，致使关节面交锁在不正常或扭转的位置上而引起的一系列病变。

腰椎前屈时，关节突关节后间隙张开，其周围的关节囊紧张。在此种体位下，当腰部负重并突然闪扭或剧烈咳嗽时，脊柱后关节的关节囊受到牵拉。由于小关节腔内的负压，滑膜进入关节间隙并受到卡压，刺激滑膜周围的脊神经分支，从而出现剧烈疼痛，同时又造成腰背肌肉的反射性痉挛，使被嵌顿物受到更大的挤压，造成疼痛加重。

（一）常见症状及体征

1. 临床症状

（1）腰痛：腰部处于强迫体位，朝某一方向活动时受限。痛处固定，咳嗽或打喷嚏时疼痛加重。

（2）下肢放射痛：有时疼痛可向下肢放射，表现为臀部及大腿后侧的放射痛，疼痛不超过膝关节，皮肤感觉正常。

2. 常见体征　腰部肌肉紧张，压痛明显，压痛点通常在第3腰椎至第1骶椎，偏于棘突一侧，叩击痛阳性。腰部活动明显受限，腰部处于某一特殊被动体位。下肢后伸试验阳性，直腿抬高试验有时可为阳性，但直腿抬高加强试验多为阴性。

（二）诊断要点

1. 有急性腰部扭伤史，大多数为弯腰抬重物或弯腰起身时，突觉腰正中剧烈疼痛而不敢动弹。

2. 患者主诉腰部正中剧痛，站立位时，髋膝关节微屈；两手扶腰，卧位时屈身侧卧，惧怕别人搬动。

3. 腰部肌肉紧张，骶棘肌痉挛明显，错位棘突旁有压痛，腰后伸试验阳性。

4. X线片多数出现腰椎小关节排列不对称，有后凸、侧弯和椎间隙左右不等的表现。

（三）整脊保健方法

1. 手法整脊保健

【目的】

理筋整复，纠正关节错位，消除肌紧张和牵涉痛，恢复腰椎正常运动功能。

【常用手法】

一指禅推法、滚法、按揉、弹拨、点法、推法、抖法、擦法及关节整复类手法等。

【选取部位和穴位】

腰部和下肢部，肾俞、气海俞、委中、阿是穴等。

【操作步骤】

（1）松解手法：患者取俯卧位，医生用拇指指腹点揉肾俞、气海俞、委中、阿是穴，力量由轻渐重，约5分钟。点揉完在脊柱两侧用手掌循足太阳膀胱经自上而下按摩5～10分钟，以达到镇痛、缓解肌肉痉挛的目的。

（2）关节整复类手法：

侧卧位定点斜扳法：见"手法整脊保健技术"部分。

坐位旋转扳法：患者正坐于凳子上，助手固定其膝部；医生坐于其患侧，一手穿过患者腋下至颈部，一手拇指压住错位椎体棘突旁，令患者放松，下压其颈部使上半身弯腰60°～90°，向患侧旋转至最大范围时，使患者躯干向后内侧旋转，同时按住棘突的拇指用力顶推棘突，此时可听到"喀咔"的响声，表示复位成功。

腰椎短杠杆微调手法：患者俯卧，头部自然下垂于床端前，两上肢分开垂直于治疗床两侧；医生立其旁，两臂交叉，一掌根豌豆骨按压于错位腰椎对侧之横突（棘突外侧2cm），另一手臂紧贴该手臂，掌根按压下一椎同侧之横突。嘱患者缓慢呼吸，医生手掌逐渐将腰椎向下按压并使其逐渐向棘突中线旋转。待其呼吸协调后，在某一呼气末适时加大掌根按压横突及旋转的力量。

二维码 10

【注意事项】

（1）采用腰椎整复手法前应注意排除严重的骨质增生、椎体结核、肿瘤等禁忌证。

（2）施行整复手法时，一般都能听到弹响声，但不可强求；用力轻巧，忌用蛮劲暴力，以免造成新的损伤。

（3）整复成功后，患者症状可明显减轻甚至消失，数天内不宜做重体力劳动和腰部大幅度旋转活动。

2.牵引整脊保健　可借助牵引床进行治疗，多采用俯卧位。一般采用间歇式牵引，牵引重量一般为体重的30%～50%，每天1～2次，每次20～30分钟。

（四）预防与护理

1.避免或减少腰部外伤。

2.注意在日常生活、学习或工作中养成正确的坐立行走及搬提东西的姿势，避免腰部长时间处于某一种姿势。

3.平时适当进行腰部功能锻炼。在医生指导下，选择几种适合自己的锻炼方法。

4.注意腰部的保暖防寒，遇寒冷天气时可佩戴护腰保暖。

四、骶髂关节紊乱

骶髂关节为微动关节，在直立情况下，来自上半身的重力经过骶髂关节向两侧髋关节和下肢分散，来自地面的反作用力也经过双下肢和双侧的髋关节自下而上传至脊柱。早在 1910 年，骶髂关节错位会影响骶丛神经，从而导致下腰痛这一现象就被西方的手法医学界发现，并且开始尝试用手法治疗。但是，随着 1930 年椎间盘突出的发病机制被揭示，在治疗下腰痛上经过了一个椎间盘王朝时代，手术切除椎间盘一度成为治疗下腰痛的热门疗法。又经过半个多世纪的临床观察随访，人们发现术后下腰痛仍未缓解的患者占了很大比例，于是不少手法医师或物理治疗师开始重新寻找下腰痛的病因，人们发现骶髂关节紊乱是引起下腰痛的一个不可忽视的因素。在欧美手法医学界，骶髂关节紊乱已成为常规的诊断下腰痛的致病考虑因素之一。

（一）常见症状及体征

1. 臀部、下腰部疼痛。常见的疼痛有单侧臀部疼痛或骶骨后缘痛，腰骶结合部酸痛不适。

2. 行走困难。患者因为疼痛出现跛行或无法行走，甚者不敢站立。

3. 不能久坐。有些患者不能坐硬板凳，坐下不超过半小时就会疼痛。

4. 不能侧卧或平卧。某些患者会表现出平卧或侧卧位疼痛，夜间痛醒或一侧下肢麻木发凉等症状。

5. 弯腰或后仰困难。

（二）诊断要点

1. 静态触诊 患者取俯卧位，医生依次触诊两侧髂后上棘、双侧骶髂关节后韧带、骶结节韧带、臀中肌、骶正中嵴等，注意深层有无痉挛、结节、压痛。

2. 动态检查 站立屈曲试验、韧带检查、三相过伸试验、"4"字试验等（见"第六章第三节"内容）。

3. 骨盆正位 X 线片 通过观察双侧骶髂关节间隙、双闭孔形状、耻骨联合上缘、坐骨结节下缘、股骨头连线等方法来判断骨盆是否有关节紊乱（图 6-57、图 6-58）。

4. 骶髂关节 CT 扫描 可以观察到骶髂关节横切面状况，如双侧关节间隙是否对称、关节面是否粗糙等，特别是在判断强直性脊柱炎的骶髂关节病变中有重要价值（图 6-59）。

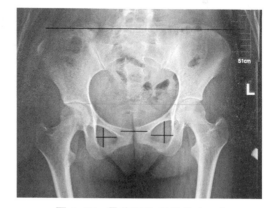

图 6-57 骨盆正位 X 线片（一）

患者耻骨联合高度不一致，双侧髂嵴最高点不等高，双股骨头最高点不等高

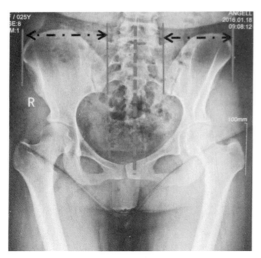

图 6-58 骨盆正位 X 线片（二）

骶骨正中线和耻骨联合中线不在同一垂直线上，两侧
髂骨宽度不等（图中双箭头线长度不等），说明双侧
骶髂关节不对称，骨盆发生了旋移紊乱

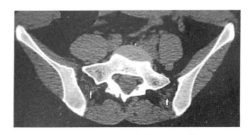

图 6-59 骶髂关节 CT 扫描

两箭头所示两侧骶髂关节间隙不对称，骶骨旋转

5. 骨盆 CT 三维重建 从三维角度展现骨盆的立体结构，可以观察到骨盆实际的结构情况，更有利于判断骨盆的整体状况（图 6-60）。

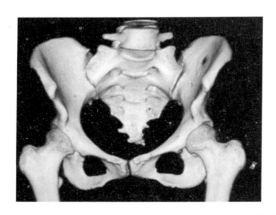
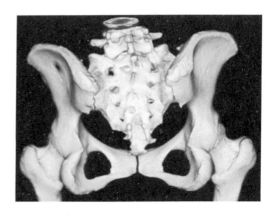

图 6-60 骨盆三维 CT 重建

骶髂关节紊乱患者的骨盆三维 CT 重建（从正位片前方可以看出骶正中线和耻骨联合
正中线不重合，从后方可以看出骶骨向右上倾斜且伴有向右前方旋转）

（三）常用的骶髂关节错位类型

1. 髂骨前旋 髂骨相对于骶骨向前旋转，在仰卧时可以触到患侧的髂前上棘低于对侧，并且有轻度按压痛。俯卧位时，患侧骶髂关节间隙后下方韧带有痉挛或结节，有的伴有明显压痛。

2.髂骨后旋 髂骨相对骶骨向后旋转错位。在俯卧位时，同时触诊双侧髂后上棘，相对较低的一侧多为患侧，并且伴有按压酸痛感。在仰卧位时，可以触到患侧的髂前上棘较对侧稍高，并伴有按压酸痛感。

3.髂骨内（外）旋 在俯卧位时，同时触诊双侧髂后上棘，患侧髂后上棘更加远离（靠近）骶骨正中线。

4.骶骨左旋倾斜 由于行走时骶骨是沿着斜轴运动，因此，骶骨的倾斜位错位十分多见。触诊时，右侧骶髂间沟较左侧深，骶骨左下外侧角较右侧稍高。

由于骶髂关节是一个三维结构，两侧髂骨和中间的骶骨属于联动关节，一旦关节出现紊乱，通常是整个骨盆的三维结构会出现紊乱，很难单纯地从某一块骨头来定义错位的方向。因此，在判断骶髂关节错位的类型时，要仔细体检并结合影像学检查和患者临床表现综合判断。

（四）整脊保健方法

1.软组织放松法 患者取俯卧位，医生立于其患侧，先在臀中肌、骶结节韧带等处触到压痛点，而后双拇指重叠弹拨痛点，力度以患者有明显酸痛感为宜。每处痛点弹拨约5分钟。

2.常见骶髂关节紊乱的整复手法

（1）髂骨前旋纠正法

方法一：患者仰卧，医生立于其患侧，一手以掌根大小鱼际间按压住髂前上棘，另一手使患者的患侧下肢屈髋屈膝，并扶住其膝部，双手协调，同时向下冲压2～3次。

方法二：患者侧卧，患侧朝上，医生立于其对侧，上腿屈曲，下腿伸直，一手置于其坐骨结节处，另一手扶其肩部，双手同时用力，推坐骨结节的手向前向下突然用力，完成操作。

方法三：肌肉能量技术（图6-61）。患者仰卧，医生一手抬起患者下肢，使髂骨后旋，然后屈膝，外旋和外展下肢，用躯干在胫骨上施压；另一手在坐骨结节上施加一个向头侧和外侧的力，嘱患者用力向上顶推医生的肩部，坚持5秒钟。停下来休息约2秒钟后，医生将患侧下肢屈曲到新的功能障碍位，嘱患者用力向上顶推医生的肩部，坚持5秒钟，重复3次，通过诱导腘绳肌的等长收缩来改变髂骨后旋错位。

（2）髂骨后旋纠正法

方法一：以右侧髂骨后旋为例。患者俯卧，医生立于其左侧，左手按压住其髂后上棘，右手经外侧托住膝关节上方，并将其下肢抬起，抬至一定高度后双手突然发力，左手向下向外按压髂后上棘，右手向上向内抬患者下肢，双手协调，同时发力，完成治疗。

二维码 11　　　　二维码 12

方法二：以左侧髂骨后旋为例。患者侧卧，左侧朝上，上腿屈曲，下腿伸直。医生立于其对侧，右手置于其坐骨结节处，左手置于髂嵴，双手同时用力旋转，推坐骨结节的手向后向前，左手向前向下突然用力，完成操作。

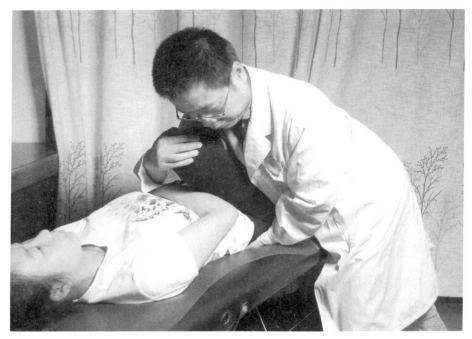

图 6-61　髂骨前旋肌肉能量技术纠正法（左侧）

　　方法三：肌肉能量技术（图 6-62）。患者俯卧，医生立于功能障碍侧的对侧。医生从治疗床另一侧抬起功能障碍侧的下肢，同时用手在髂后上棘处施加向前的压力，嘱患者用力朝地面方向下压医生的手，坚持 5 秒钟；停下来休息约 2 秒钟后，医生将患侧下肢抬到新的功能障碍位，嘱患者再次用力下压医生的手，坚持 5 秒钟。重复 3 次，利用股直肌的等长收缩来改变髂骨后旋错位。

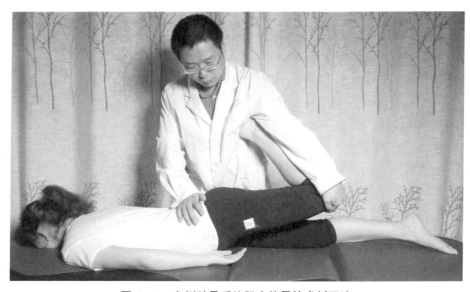

图 6-62　左侧髂骨后旋肌肉能量技术纠正法

（3）髂骨内旋纠正手法：以右侧内旋为例。患者取仰卧位，右下肢屈膝，右踝置于左膝上方，右下肢摆成"4"字试验体位。医生立于其右侧，左手按压住患者左侧髂前上棘，右手按压住其膝关节内侧并向下按压，嘱患者用力朝天花板方向顶医生的手，坚持 5 秒钟；停下来休息约 2 秒钟后，医生将患侧膝关节下压到新的功能

二维码 13　　　二维码 14

障碍位，嘱患者再次用力上顶医生的手，坚持 5 秒钟。重复 3 次，利用股内收肌的等张收缩来放松该肌群，从而改善该侧髂骨内旋错位（图 6-63）。

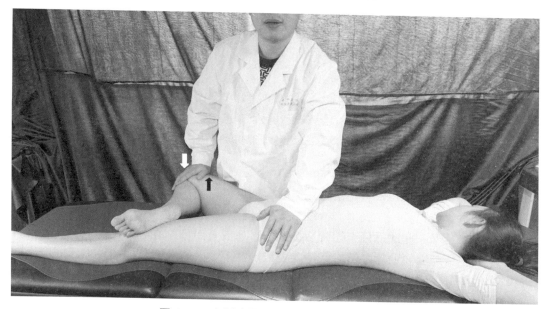

图 6-63　右侧髂骨内旋肌肉能量技术纠正法

白色箭头代表医生用力方向，黑色箭头代表患者用力方向

（4）骶骨左旋倾斜

方法一：患者俯卧，医生立于其左侧，左手按压住其骶骨左侧外下角处，双手重叠向下向右发力，顿压 3～5 次，完成治疗。

方法二：患者俯卧，完全放松，保持上半身不动，双膝屈曲并拢。医生立于其右侧，左手握其踝部上方，右手扶住其下肢外侧，使其下半身向右侧扭转，将左侧大腿中部放在床沿；医生左手按压住踝部，右手置于患者右侧骶骨基底部，左手拉动患者双下肢，待感觉到右手下方骶骨基底部有弹动感后，保持其骨盆不动；医生用左手下压患者双下肢，嘱患者用力朝天花板方向顶医生的手，坚持 5 秒钟。停下来休息约 2 秒钟后，医生将患者的双下肢重新下压到新的功能障碍位，嘱患者再次用力上顶医生的手，坚持5 秒钟。重复 3 次，利用臀大肌后束的等长收缩来放松该肌群，从而改善该侧骶骨左旋倾斜（图 6-64）。

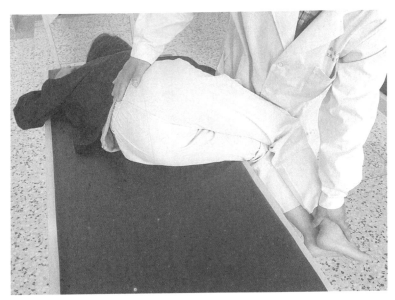

图 6-64　骶骨左旋倾斜肌肉能量技术纠正法

3. 自我纠正疗法

（1）**仰卧位屈膝抱腿法**：此法适用于髂骨前旋错位。患者仰卧于硬板床上，患侧屈膝屈髋，将膝关节尽量压向胸部，持续约 10 分钟。

（2）**靠墙站立**：此法适用于髂骨后旋错位。患者背对墙站立，双足与肩同宽，使骨盆、腰、背尽量与墙面贴紧，然后保持此姿势慢慢下蹲，感觉到身体的重力压向墙面。

4. 其他整脊保健法

（1）**热敷法**：将中药水煮热的毛巾捞出拧干后，待温度合适时敷于臀部疼痛部位，温度变凉后取下毛巾。此法可自行在家中操作。

（2）**针刺法**：针刺选取臀部疼痛点，银质针、温针治疗对臀部深层肌肉如臀中肌、梨状肌的痉挛有较好的效果。

第七章　脊柱相关性疾病的早期发现和整脊保健 ▷▷▷▷

第一节　四肢关节疾病

一、脊源性肩痛

（一）早期发现

由于颈椎退行性变、颈部慢性积累性损伤，使颈椎的内外平衡失调，导致肩关节周围肌肉紧张、痉挛，从而使肩周发生无菌性炎症。临床以肩痛为主要表现，伴或不伴颈部疼痛、活动受限，即为脊源性肩痛。本病多发于中老年人，以 50 ～ 60 岁多见，临床多表现为肩关节周围疼痛（图 7–1）。

肩部的活动与肩关节周围的肌肉功能正常与否关系密切。特别是三角肌，与肩关节所有的运动都有关系，几乎是肩关节所有运动的原动肌，如冈上肌、冈下肌、肱二头肌、肩胛下肌和肩关节的许多运动都有直接关系，而支配这些肌肉的神经都源自颈椎 5 ～ 6 神经根（C5 ～ C6）。因此，颈椎退行性变、劳损或外伤等致病因素使颈椎轻度移位（如颈曲改变、骨关节错位、滑膜嵌顿等），肩周肌肉紧张或痉挛，局部循环发生障碍，大量渗出液淤积，形成无菌性炎症。临床表现为肩周疼痛，伴或不伴颈部疼痛、活动受限，重者可见肩部肌肉萎缩。颈神经除第 1 颈神经由寰枕间隙出椎管外，其余神经由相应椎间孔穿出，再穿过椎间孔分布于周围的组织。神经根位于椎间孔后上部，占容积的 1/4 ～ 1/6，神经根周围尚有脂肪、血管及结缔组织等。椎间孔的孔道较窄（约 4mm），横径较小，后关节向前、后方移动或关节突增生时，可使椎间孔横径进一步缩小；再者，孔内侧为钩突关节，此关节肥大，可使椎间孔更小。在劳损、外伤等因素影响下易造成 C4 ～ C7 的钩椎关节错位，钩椎关节错位极易损害交感神经和脊膜返回支神经根中的运动支，易致肩部肌肉功能障碍，肌营养不良而较快出现萎缩。此类由颈椎错位引起的肩部疼痛，因颈部疼痛及活动受限不明显而常常被误诊。

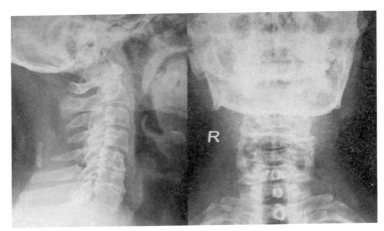

图 7-1　脊源性肩痛患者的颈椎正侧位 X 线摄片

箭头所指为 C5 ~ C6 椎间隙变窄并有骨质增生

（二）常见症状及体征

1. 临床症状

（1）常见症状：肩关节周围疼痛。开始为阵发性钝痛，可因劳累或天气变化而诱发；以后逐渐呈持续性疼痛，昼轻夜重，夜间常被痛醒，不能向患侧侧卧。

（2）伴随症状：颈部疼痛，颈椎活动受限，肩部肌肉紧张、痉挛，但常因肩关节疼痛明显而被忽略。

2. 常见体征

（1）细索状硬结。由于颈椎错位，斜角肌痉挛所致，于患侧锁骨上窝轻轻触诊可得，沿此索状肌腱向上触至止点，即为错位颈椎的钩椎关节前方。该处有明显压痛，并可发现此横突轻微隆起。

（2）肩部压痛，常见于喙突处、肩峰下、结节间沟处、肩后部肩胛骨内侧缘等。

（3）肩关节活动受限，以外旋、外展及上举活动受限明显。

（4）后期因为三角肌或冈上肌萎缩、关节囊粘连，严重时出现肩胛骨代偿性活动。

3. 辅助检查

X 线检查：颈椎正侧位片一般可见颈曲改变（多数变直，少数虽有颈曲存在，但下段变直），C5 ~ C6、C6 ~ C7 或 C7 ~ T1 间隙有改变（前后等宽、前窄后宽或变窄），下颈段钩突关节变尖或扁平，双侧钩椎关节不对称；C5 ~ C7 椎体的棘突偏歪，椎体后缘连线中断。双斜位片示椎间孔变小，椎间孔前壁见钩突关节明显唇样增生或轻微前后移位。肩关节正侧位片一般无明显异常。

（三）整脊保健方法

1. 手法整脊保健

【目的】

理筋整复，行气活血，缓解颈肩部肌肉紧张。

【常用手法】

按法、滚法、揉法、擦法、弹拨法、摇法、扳法、拔伸法、搓法等。

【选取部位和穴位】

部位：肩臂部。

穴位：肩井、肩髃、肩内陵、秉风、天宗、肩贞、曲池、手三里、缺盆、合谷等穴。

【操作步骤】

（1）先放松颈肩部软组织。

（2）用仰卧推正法、低头摇正法、侧头摇正法、俯卧冲压法等纠正下段颈椎错位。

仰卧推正法：患者仰卧、平枕。医生一手用拇、食二指夹持其向后突起的棘突两旁椎板处作为"定点"，另一手托其下颌，将其头做前屈后仰活动。当仰头时，"定点"之手稍加力向前推动，使之在运动中推正。

低头摇正法：患者取侧卧、平枕、低头位（中段颈椎前屈约20°，下段颈椎前屈大于30°）。医生一手轻拿后颈，拇指按于错位关节突隆起处下方作为"定点"，另一手托其面颊部作为"动点"，以枕部作为支点，将头转动，当摇至最大角度时，托面颊之手用有限度的闪动力，"定点"的拇指同时加力按压，使关节在动中因"定点"有压力而复位，可重复2～3次。

侧头摇正法：患者侧卧、低枕，头前屈度如上述。医生一手托其头部，另一手拇指"定点"于患椎关节下方，将头抬起做侧屈并转动摇正（动作如低头摇正法）。

俯卧冲压法：以C7棘突偏左、T1棘突偏右为例。患者俯卧于软枕上，头面向左侧（使C7棘突转向右方或正中），双手自然分开放于床两侧。医生立于床头，右手掌根部按于C7棘突左方，左手掌根部按于T1～T3棘突右方，令患者做深呼吸。当其呼气时，双手同时用一冲击压力下按，由于医生左右手作用力方向不同，对错位椎体棘突有旋转推压作用，能使后突和旋转错位关节达到推正的目的。

（3）对项法：以左肩前侧剧痛并活动受限为例。先触诊左侧锁骨上窝，食指平按在锁骨上方处，触及斜角肌（前、中、后三条中某一条）呈索状硬结，沿此肌索状物上行达第5颈椎（或其他椎）横突前止，多有压痛，此为钩椎关节前错位处。患者坐在靠背椅上，医生立于其左前方，用拇指轻按在横突前压痛隆起处，用左手掌扶患者头部嘱其将头侧屈，紧贴在医生右手背上；患者双上肢垂直于身旁，医生令其左上肢做耸肩，同时侧屈颈部用力夹压医生右拇指动作。医生双手同时用力，左手按其头部不让其抬起，右拇指用力将其颈椎横突顶压向后右方向，瞬间完成手法。

（4）点按肩部肩井、缺盆、天宗、中府、肩贞等穴位，再拿、揉肩背，最后做肩环转、上举、内收、后伸、内旋等被动运动。

【注意事项】

（1）有条件的地方，在治疗前先拍 X 线片，以排除骨关节本身病变；因骨折或脱位而继发的冻结肩，须经复位或骨折愈合后，方可做推拿治疗。

（2）运用手法要轻柔，不可施用猛力，以免造成损伤。

（3）注意局部保暖，防止受凉，以免加重病情，影响治疗效果。

（4）治疗期间须配合适当的肩部功能锻炼并遵循持之以恒、循序渐进、因人而异的原则。

2. 牵引整脊保健　同"颈椎综合征"。

3. 功能锻炼

（1）**壁虎爬墙法**：患者面对墙壁，用患侧单手沿墙壁缓慢向上摸高爬动，使患肢尽量上举，然后再缓慢向下回到原处，反复进行，循序渐进，不断提高爬墙高度，也可让患者站在单杠下用单手或双手握住单杠对肩关节进行牵拉，以解除粘连。

（2）**臂环转运动法**：患者站立，单臂或双臂由前向后数次，再由后向前数次，做环转运动。

（3）**上肢背伸法**：双手向后背伸，用健手拉住患肢腕部，逐渐向上提拉，反复进行。

（4）**外旋运动法**：背部紧靠墙壁而立，上臂紧贴身体两侧，屈肘 90°握拳，做肩关节外旋动作，幅度逐渐增大，至最大活动范围，反复进行。

（四）预防与护理

1. 加强锻炼　经常参加体育锻炼，如做保健体操、练气功、打太极拳、做广播体操、散步等。

2. 注意保暖　要防止受寒、淋雨和受潮，关节处要注意四季保暖，不穿湿衣、湿鞋、湿袜等。

3. 劳逸结合　饮食有节、起居有常、劳逸结合是强身保健的主要措施。临床上，有些患者的病情虽然基本控制，处于疾病恢复期，往往由于劳累而重新加重或复发，所以要劳逸结合，活动与休息要适度。

4. 避免诱因　受凉、受潮湿、精神紧张、过度疲劳、失眠、外伤（如关节扭伤、跌伤和骨折）等都是该病的诱发因素，应当避免。

二、脊源性肘痛

（一）早期发现

肘关节由肱尺、肱桡及上尺桡三个关节组成，共同在一个关节囊内，颇为稳定；肘关节还有内、外侧副韧带及伸肌群、屈肌群的肌肉、肌腱所包裹附着；肘关节为屈戌关节，屈伸范围为 0°～140°，肱骨内、外上髁神经血管束受嵌压等会引起肘部疼痛。其中与脊柱相关的肘痛常为肱骨内、外上髁炎。

桡侧伸腕长、短肌由 C6 神经支配，尺侧伸腕肌由 C7 神经支配；而桡侧腕屈肌由

C7 神经支配，尺侧腕屈肌由 C8 神经支配。因此，当 C6 ～ C8 失调而错位、椎间孔变形缩小时，颈神经根受到刺激或压迫，导致前臂伸、屈肌总腱痉挛。若前臂伸、屈肌有急慢性损伤时，即出现肘痛。

（二）常见症状及体征

1. 常见伴随症状

（1）肱骨外上髁炎（网球肘）：起病缓慢，初起时在劳累后偶感肘外侧疼痛；延久逐渐加重，疼痛甚至可向上臂及前臂放射，影响肢体活动。做拧毛巾、扫地、端壶倒水等动作时疼痛加剧，前臂无力，甚至持物落地。

（2）肱骨内上髁炎（高尔夫球肘）：肘部内上髁肿胀疼痛，压痛明显；患侧手无力，不能提重物；无名指及小指有间歇性麻木感。多数患者症状出现在右侧，少数在左侧。部分患者有颈肩背痛史。

2. 常见体征

（1）肱骨外上髁炎（网球肘）：肱骨外上髁或桡骨小头处或伸腕肌的肌间沟压痛明显，或有伸腕肌紧张或痉挛或轻度肿胀，或触及桡骨小头轻度移位，腕部抗阻力背伸试验阳性（使患者腕屈曲，医生一手压于患者手背部，令患者用力背伸，如出现肘外侧疼痛为阳性）。

（2）肱骨内上髁炎（高尔夫球肘）：肱骨内髁处有压痛，屈腕抗阻力试验阳性（使患者手掌心向上，腕伸直平置桌面，医生一手压在手掌上，令患者用力屈腕，如出现肘内侧疼痛为阳性）。C4 ～ C7 关节突隆起，棘突偏歪、压痛，T1 ～ T2 棘突偏歪、压痛。冈上肌、大圆肌、小圆肌、后斜角肌等压痛。患侧肩胛间区有结节状物，压痛明显。

3. 辅助检查

X 线检查：C4 ～ C7、T1、T2 棘突偏歪，椎体后缘连线中断、反张、成角，双边征或双突征，椎间隙变窄，椎体前后缘骨质增生，项韧带钙化。斜位片显示椎间孔变形缩小，椎间孔前壁见钩突增生呈唇样或轻微前后移位。肘部 X 线片无明显变化。

（三）整脊保健方法

1. 手法整脊保健

【目的】

理筋整复，行气活血，改善局部血液循环。

【常用手法】

一指禅推法、㨰法、按揉、弹拨、拿法、点法、推法、擦法及关节调整类手法等。

【选取部位和穴位】

部位：颈项部、背部。

穴位：天宗、缺盆、手三里、曲池、外关、小海、少海、曲泽等穴。

【操作步骤】

（1）取坐位或俯卧位，调整颈项脊柱部。㨰颈项及肩背部，适当配合颈部前屈、后伸或侧屈的被动运动 5～8 分钟；五指或三指拿颈项部，自上而下 3～5 遍；拇指弹拨项韧带及颈项部肌群，尤以条索状或结节样反应物为重点，以局部得气为度；按揉风池、肩井、风府、大椎、天宗等穴，每穴约半分钟，或以局部得气为度；分推颈项及肩背部，自上而下 3～5 遍；擦颈项及肩背部，以热为度。

（2）用仰卧推正法、低头摇正法、侧头摇正法、俯卧冲压法、牵引下正骨法等纠正下段颈椎及颈胸交界处错位（治疗同前）。

（3）纠正钩椎关节错位，以左肘痛为例。操作同前节对项法。

（4）点按天宗、缺盆、手三里、曲池、外关、小海、少海、曲泽等穴，以及按揉患侧肩胛间区痛点，再用腋部夹持患者手腕做牵引。然后，医生双手环抱患者前臂近端，双侧拇指分别置于桡骨小头内、外侧；医生将患者肘部做环形旋转数次，当患者放松时将其肘关节拉直，并双手拇指同时用闪动力向上推桡骨小头，可闻及肘部"咯"声，表示肱桡关节或肱尺关节已松动或复位，患者肘痛症状即缓解。

【注意事项】

（1）采用颈椎整复手法前，应注意排除严重的骨质增生、椎体结核、肿瘤等手法禁忌证。

（2）采用颈椎整复手法时，应掌握动作的角度与幅度，切忌动作粗暴，不可一味地追求弹响声。

2. 牵引整脊保健 同"颈椎综合征"部分。

（四）预防与护理

1. 反复进行腕部屈伸及前臂旋前、旋后运动的工作者应注意"反向运动"。
2. 及时治疗颈部急慢性损伤，以防微杜渐。
3. 注意用枕的合理性，枕头不宜过高、过低或过硬。
4. 注意颈部保暖及锻炼。

三、脊源性膝痛

（一）早期发现

膝痛，广义为膝间肌肉、筋骨的疼痛，可由外伤、缺钙、老年性退变等引起，亦可因腰椎、骨盆移位引起，后者引起的膝痛即为脊源性膝痛。

当膝关节扭伤时，可同时牵拉大腿和小腿、臀部以至腰部肌肉，导致腰椎及骨盆产生移位。由于腰椎或骨盆移位，使相应的神经受刺激或压迫，再使该神经所支配的肌肉痉挛，进一步引起膝关节的力学结构失衡。由于在急性膝关节扭伤时的局部治疗只解决急性损伤问题，而扭伤同时引起的腰椎及骨盆错位未纠正，膝关节在行走负重过程中的力学失衡没有得到纠正，双侧膝关节所承受的挤压力就会不平衡，导致膝痛反复难愈，只有纠正了腰椎和骨盆的移位才得以真正治疗。

（二）觉见症状及体征

患者常有膝关节扭伤的病史，经局部常规治疗 2 周或以上，膝关节的疼痛仍无明显缓解或反复疼痛，病程迁延 1 个月以上。部分无明显外伤史者，肿痛部位在膝内侧或外侧，膝关节屈伸受限，常诊断为"膝关节肥大"，经常规方法治疗日久不愈。

1. 常见伴随症状

（1）膝关节疼痛常反复发作，常规治疗手法效果欠佳。

（2）膝关节肿胀。

（3）膝关节活动受限。活动时，伴摩擦音甚或活动障碍；局部疼痛或疼痛不明显；有时伴局部痛，温觉异常（异常冷热感）。

2. 常见体征　膝关节活动受限，屈伸不利；局部压痛，以膝内侧为甚。浮髌试验、侧副韧带损伤试验、麦氏征、研磨提拉试验、抽屉试验、交锁征等均为阴性。同时伴有腰骶部肌肉紧张，板状腰或腰曲加大，腰椎棘突处凹陷或偏歪；双侧骶髂关节不对称，臀部一高一低，双下肢不等长，或仰卧位时两脚外摆角度不相同。腰骶活动受限。

3. 辅助检查

X 线检查：正位片显示腰椎侧弯，棘突偏歪，双侧髂嵴最高点连线与坐骨结节连线不相互平行，不与经腰 5 点、骶骨中轴、耻骨联合面的连线相垂直，髂骨一侧宽一侧窄（髂骨旋前一侧变窄，旋后一侧变宽）。侧位片显示腰椎前后缘连线中断，骶椎"仰头"或腰骶角加大，持重线前移。椎体前后缘有骨质增生。骨盆矢状位片显示耻骨支不对称。

（三）整脊保健方法

1. 手法整脊保健

【目的】

理筋复位，解痉止痛，减轻腰部神经的刺激与压迫。

【常用手法】

㨰法、按揉、弹拨、点法、推法、擦法及关节调整类手法等。

【选取部位和穴位】

部位：腰背部、臀部及双下肢。

穴位：肾俞、大肠俞、次髎、环跳、承扶、委中、承山等穴。

【操作步骤】

（1）俯卧位，调整腰椎脊柱。㨰法作用于腰背部及臀部（督脉及膀胱经），自上向下依次操作 6 ～ 10 遍；掌推法作用于腰背部，自上向下操作 3 ～ 5 遍；拇指或掌根点按肾俞、膀胱俞、大肠俞、次髎、环跳、承扶、委中、承山等穴，每穴约半分钟，或以局部得气为度。

（2）俯卧位，调整腰背脊柱部。按揉腰背部，放松腰背肌，5 ～ 8 分钟；双手拇指叠加或用掌根弹拨腰背部竖脊肌以及臀部条索状肌肉，以条索状或结节样反应物为重点，以局部得气为度；擦腰背部肌肉，以热为度。

（3）对伴有腰椎及盆骨错位者，采用脊柱整复类手法。

腰椎定点斜扳法：见"手法"部分。

抱膝滚动法（适用于腰椎复位）：患者仰卧放松，医生双手轻提患者双下肢，使患者屈髋屈膝，双大腿紧贴腹部，并使小腿尽量向胸腹部靠近，然后用力向左滚动，以左耳、左肩、左臂挨床为止；同法向右滚动，左右各 10 次。

屈髋屈膝按压法（适用于盆骨错位）：患者仰卧放松，医生轻提患者下肢，使其屈髋屈膝，大腿尽量靠近腹部，紧接着按压数次；然后嘱患者用力咳嗽，突然用力按压顿挫一下，再内收、外展外旋、伸直下肢。一般重复 3 次左右。

【注意事项】

（1）采用腰椎整复手法前，应注意排除严重的骨质增生、椎体结核、肿瘤等手法禁忌证。

（2）采用腰椎扳法时，应掌握动作的角度与幅度，切忌动作粗暴，不可一味地追求弹响声。

2. 牵引整脊保健　同"腰椎综合征"部分。

3. 自我锻炼整脊保健

飞燕式背肌锻炼法：患者俯卧，双下肢伸直，双手向后，头部、双上肢及双下肢同时做背伸动作，尽量背伸，反复 10 次。

膝关节肌肉力量强化练习：采用易筋经的三盘落地式，每天坚持练习多次。

（四）预防与护理

1. 及时治疗膝关节急慢性损伤，以防微杜渐。
2. 注意劳动保护。避免频繁弯腰或提抬重物，注意变换工作体位。
3. 注意良好生活习惯的养成。卧硬板床，不长时间倚靠沙发。
4. 注意腰部保暖。

第二节　内科杂病

一、脊源性眩晕

眩晕为目眩、头晕之意，指"如坐舟车、旋转不定"的一种自觉症状，可见于多种疾病。其中与脊柱相关的眩晕，常为椎动脉型颈椎病的症状之一。

（一）早期发现

外伤、劳累等致病因素使颈椎轻度移位（如颈曲改变、骨关节错位、滑膜嵌顿等），周围软组织痉挛、肿胀，导致颈部旋转活动时椎动脉受刺激或压迫，血流随之产生变化，引起椎 - 基底动脉系统短暂的供血不足。由于椎动脉供应的小脑等区域内有重要的脑细胞核团，短暂的血流变化可能会影响这些核团的血供，从而影响这些脑细胞核团的功能，出现一些眩晕、恶心、心慌等症状。颈椎关节及肌肉的本体感受器受刺激，产生异常的向心性冲动等也可导致眩晕。由于颈椎结构与椎动脉走行的特点，好发部位常为寰枢椎和第 5 颈椎。寰枢椎区的椎动脉有 4 个弯曲，一旦椎动脉在此受到刺激或压迫，容易加重血液循环不良现象。资料表明，第 5 颈椎处的病损，极易影响椎动脉血流而致眩晕。

（二）常见症状及体征

眩晕常为首发症状，有时为早期唯一症状。眩晕的程度多与颈部转动有关，表现为旋转感、倾斜感、摇动感、失稳感等，发作时间多为数秒或数分钟。严重者，当颈部体位改变时会出现突然晕倒，但意识清楚，视听力正常，数秒或数分钟后恢复正常。

1. 常见伴随症状

（1）头痛：椎－基底动脉缺血时，侧支循环血管扩张，血流量增加而导致头痛，多发生在枕部或两颞部，位置较深，多为胀痛、困重感。有时伴恶心、出汗等症状。

（2）听觉与视觉障碍：内听动脉缺血可致耳鸣，听力减退，甚至耳聋。大脑后动脉与脑干缺血可有眼蒙、失明，还可出现眼前发黑、幻视、复视、眼球震颤等。

（3）颈部活动受限：活动时伴摩擦音甚或活动障碍，局部疼痛或疼痛不明显，有时伴局部痛温觉异常（异常冷热感）。

2. 常见体征　颈部活动受限，头颈部体位改变时眩晕加剧；局部压痛，或触及颈项肌痉挛，有钝厚感；颈椎棘突或横突偏移。

（三）整脊保健方法

1. 手法整脊保健

【目的】

理筋整复，行气活血，改善椎动脉血液循环。

【常用手法】

一指禅推法、㨰法、按揉、弹拨、拿法、点法、推法、擦法及关节调整类手法等。

【选取部位和穴位】

部位：头面部及颈项部、背部。

穴位：太阳、印堂、百会、神庭、睛明、率谷、人中、哑门、风池、风府、百会、膈俞等穴。

【操作步骤】

（1）仰卧位，调整头面颈项部。一指禅推头部五经（督脉、胆经及膀胱经），自前向后依次操作 3～5 遍；五指拿头部五经，三指拿颈项部，自前向后操作 3～5 遍；拇指或中指点按人中、睛明、印堂、百会、神庭、太阳、头维、率谷、哑门、风池、风府等穴，每穴约半分钟，或以局部得气为度；双手指尖击或合掌侧击头面部，1～2 分钟；拿揉双侧胸锁乳突肌，自上而下 3～5 遍；掌振百会约 1 分钟；拔伸颈椎 1～2 分钟。

（2）坐位或俯卧位，调整颈项脊柱部。擦颈项及肩背部，适当配合颈部前屈、后伸或侧屈的被动运动 5～8 分钟；五指或三指拿颈项部，自上而下 3～5 遍；拇指按揉督脉，自脑户到腰阳关，自上而下 3～5 遍；拇指弹拨项韧带及颈项部肌群，尤以条索状或结节样反应物为重点，以局部得气为度；按揉风池、肩井、风府、大椎、天宗等穴，每穴约半分钟，或以局部得气为度；分推颈项及肩背部，自上而下 3～5 遍；擦颈项及肩背部，以热为度。

（3）对伴有棘突病理性偏歪者，采用脊柱整复类手法。

颈椎定位旋转扳法：以第 5 颈椎棘突病理性偏右为例。在充分放松颈项部肌肉的基础上，患者端坐于较矮的凳子上。医生站其后侧，以左手拇指放在第 5 颈椎棘突的右侧，其余四指自然放在其颈肩部左侧，右手手掌置于患者左颌面部（掌心恰在左下颌角处），令其头颈前屈 30°～45°，头面部向右侧偏屈 30°～40°，随后徐徐向右后侧旋转，且患者的右侧头面部靠在医生的腹前部稍偏右侧。当患者的头颈部难以向右后侧旋转时，医生双手向相反的方向用力，即左手拇指向左侧搬动，右手向右后侧旋提，用爆发力，常可听到"咯"的一声，手法告毕。

压颞提推法：以第 2 颈椎棘突病理性偏右为例。在充分放松颈项部肌肉的基础上，患者端坐于较矮的凳子上。医生站其右侧，并以左足踏在患者所坐的凳子上，患者向后仰靠在医生的小腿内侧，医生将患者的头颈向前屈 30°～45°，并向右侧旋转，使头面部偏向右侧；医生的左手拇指置于第 2 颈椎棘突的右侧，其余四指置于患者的右颞部，且稍用力向下压，右手手掌置于其左颌面部（掌心恰在左下颌角处），随后嘱其配合，头颈部徐徐向右后旋转。当患者的头颈部再难以向右后侧旋转时，医生双手同时用力，即左手拇指向患者的左前下方压，其余四指压住右颞部，使之不向上抬起，右手向右后侧旋提，双手动作一气呵成，常可听到"咯"的一声，手法告毕。如为左侧，则互换左右手即可。

仰卧拔伸整复法：在充分放松颈项部肌肉的基础上，医生一手托扶患者后枕部，一手扶托颏部，双臂协调用力，缓慢向后拔伸，持续时间不少于 1 分钟，反复 3～5 遍；在拔伸状态下，左右旋转 45°左右，反复 3～5 遍，常可听到"咯"的一声，手法告毕。

【注意事项】

（1）采用颈椎整复手法前，应注意排除严重的骨质增生、椎体结核、肿瘤等手法禁忌证。

（2）采用颈椎整复手法时，应掌握动作的角度与幅度，切忌动作粗暴，不可一味地追求弹响声。

2. 牵引整脊保健　同"颈椎综合征"部分。

（四）预防与护理

1. 及时治疗颈部急慢性损伤，以防微杜渐。

2. 注意劳动保护。避免长时间低头或强迫体位工作，注意适时变换工作体位或勤做工间操。

3. 注意用枕的合理性。枕头不宜过高、过低或过硬。

4. 注意颈部保暖。

二、脊源性耳鸣

耳鸣是指患者自觉耳内不自主鸣响，或如潮声，或似蝉鸣。此处主要涉及内容为颈椎急慢性损伤所致的耳鸣，又称为"脊源性耳鸣"。

（一）早期发现

颈椎的急慢性损伤或退行性改变，导致局部组织肿胀、炎性改变以及颈椎位移等，刺激颈部组织中的交感神经，可通过鼓室神经向中枢额上回传导，形成耳鸣。另外，交感神经兴奋性增高或降低，可以通过交感神经椎动脉丛传至内耳动脉，使其收缩或扩张，改变内耳的血液供应，影响内耳淋巴循环，引起耳鸣。急性发作者，耳鸣随着局部炎性肿胀的减轻而减少，痊愈后复发较少；颈椎慢性损伤或退行性改变者，内耳血液循环障碍亦多呈慢性过程，并随着颈椎病反复发作。

（二）常见症状及体征

耳鸣为主要或首发症状，呈持续性或间歇性发作，头部置于某个位置时，可以引发或加重耳鸣，劳累后加重，安静的时候尤为明显。

1. 常见伴随症状

（1）颈项疼痛：为常见症状。有急性外伤史者，疼痛较为剧烈；慢性发作者，多为酸痛，并伴有肩胛、背部酸胀沉重、眩晕、头痛、视力异常等症状。

（2）听力减退是大多数患者的伴随症状。

2. 常见体征　各型颈椎病相关体征，或可触及颈椎偏移；位置性眩晕试验可为阳性。

（三）整脊保健方法

1. 手法整脊保健

【目的】

补肾填精，聪耳。

【常用手法】

一指禅推法、擦法、揉法、弹拨法、拿法、点按法及扳法等。

【选取部位和穴位】

部位：头面部及颈项部、肩背部。

穴位：风池、风府、耳门、听宫、听会、翳风、太阳、肩井、肩髃、曲池、内关、外关、合谷等穴。

【操作步骤】

（1）仰卧位，一指禅推头部五经（督脉、胆经及膀胱经），自前向后依次操作 3～5

遍；拇指或中指点按神庭、太阳、头维、率谷、百会、耳门、听宫、听会、翳风、风府、哑门、风池等穴，每穴约 1 分钟；双手指尖击或合掌侧击头面部，1～2 分钟；拿揉双侧胸锁乳突肌，自上而下操作 3～5 遍；掌振百会约 1 分钟。

（2）坐位或俯卧位，擦颈项及肩背部，五指拿揉颈项部，自上而下操作 3～5 遍；拇指按揉督脉，从脑户至腰阳关穴，自上而下操作 3～5 遍；按揉风府、风池、大椎、肩井等穴，每穴约 1 分钟；分推颈项及肩背部，自上而下操作 3～5 遍；擦颈项及肩背部，以热为度。亦可行"鸣天鼓"手法：以两手掌捂耳，食指压于中指上，以食指弹响枕骨、颞骨，由后往前，每次弹响 5～6 下为宜。

（3）伴有颈椎棘突病理性偏歪者，可采用颈椎定位旋转扳法、压颞提推法、仰卧拔伸整复法等脊柱整复类手法。

【注意事项】

（1）采用颈椎整复手法前，应注意排除骨折、发育异常、严重的骨质增生、椎体结核、肿瘤等手法禁忌证。

（2）采用颈椎整复手法时，应掌握动作的角度与幅度，切忌动作粗暴，不可一味地追求弹响声。

（3）避免不正常的工作体位，低头位工作时间不宜太久。

（4）注意睡眠的姿势和寝具的合理选择，枕头不宜过高、过低或过硬。

2. 牵引整脊保健　同"颈椎综合征"部分。

3. 其他整脊保健　可采用膏摩、药熨、药浴、拔罐等，具体使用方法和注意事项参照相应章节。

（四）预防与护理

1. 避免长期处于声噪较强的环境。

2. 注意劳动保护。避免长时间低头或强迫体位工作，注意适时变换工作体位或勤做工间操。

3. 坚持做鸣天鼓等自我保健按摩手法。

4. 注意颈项部保暖。

三、脊源性头痛

脊源性头痛是指由颈椎或颈部软组织的器质性或功能性病损所引起的慢性、单侧或双侧头部胀痛，或间歇性发作的牵涉痛，伴有颈部僵硬感，当针对颈部的某些神经进行麻醉药阻滞后，头痛缓解。

（一）早期发现

颈部肌肉的异常和机械性损伤，可以导致肌肉对穿行于其间的神经造成卡压而形成脊源性头痛。患者颈椎关节突的增生、移位，横突孔内径变小，位于孔内椎动脉及其周围的椎神经丛受到激惹，导致血管痉挛，椎动脉的分支支配枕大神经，椎动脉痉挛引起枕大神经缺血，可出现枕大神经支配区头痛症状。钩椎关节的增生，一方面可压迫椎动脉引起症状；另一方面可使椎间孔变小，出现颈丛或臂丛的神经根症状。同时常继发炎症性病变，即关节滑膜及关节囊肿胀等病理改变，这些组织内分布着丰富的神经纤维，神经纤维受到刺激可引起头痛；枕下肌群（头后大、小直肌，头上、下斜肌）痉挛时，可刺激和压迫枕下神经、枕大神经及邻近血管，引发头痛。

此外，颈部的 C1～C3 神经及其分支与某些支配头面部的神经节或神经核发生交通联系或汇聚，亦与头痛有密切关系。

（二）常见症状及体征

头痛的基本特点首先表现为枕部、耳后、耳下部不适感，此后转为闷胀或酸痛不适感，逐渐出现疼痛。疼痛的部位，可以扩展到前额、颞部、顶部、颈部。有的可同时出现同侧肩、背、上肢疼痛。通常在长时间伏案工作或劳累后加重。

1. 常见伴随症状

（1）颈枕部：颈部活动或头部维持于非常规体位时，在头痛侧的上颈段或枕肩部压迫时头痛加剧；颈部活动受限。

（2）肩部症状：同侧的颈、肩或上肢伴有疼痛。

2. 常见体征

（1）同侧的颈、肩或上肢疼痛，部分患者偶有上臂放射痛，并伴有臂丛神经牵拉试验阳性体征。

（2）颈部活动受限：活动时伴摩擦音甚或活动障碍；局部疼痛或疼痛不明显；有时伴局部痛温觉异常。

（三）整脊保健方法

1. 手法整脊保健

【目的】

松解粘连，活血通络，理筋整复，滑利关节。

【常用手法】

一指禅推法、𢵧法、按揉、弹拨、拿法、点法、推法、擦法及关节调整类手法等。

【选取部位和穴位】

部位：头面部及颈项部、背部。

穴位：太阳、印堂、神庭、百会、风府、哑门、风池、翳风、完骨、天容、肩井、大椎、天宗、外关、合谷等穴。

【操作步骤】

（1）仰卧位，调整头面颈项部。一指禅推头部五经（督脉、胆经及膀胱经），自前向后依次操作 3～5 遍；五指拿头部五经，三指拿颈项部，自前向后操作 3～5 遍；拇指或中指点按太阳、神庭、印堂、百会、风府、哑门、风池、翳风、完骨、天容等穴，每穴约半分钟，或以局部得气为度；在治疗中，触诊到枕下肌群痉挛或压痛时，采用按揉法刺激 1～2 分钟；拿揉双侧胸锁乳突肌，自上而下操作 3～5 遍。

（2）坐位或俯卧位，调整颈项脊柱部。㨰颈项及肩背部，适当配合颈部前屈、后伸、侧屈、旋转等被动运动 5～8 分钟；五指或三指拿颈项部，自上而下操作 3～5 遍；拇指按揉督脉，自脑户到腰阳关，自上而下操作 3～5 遍；拇指弹拨项韧带及颈项部肌群，尤以条索状或结节样反应物为重点，以局部得气为度；按揉肩井、秉风、大椎、天宗、外关、合谷等穴，每穴约半分钟，或以局部得气为度；分推颈项及肩背部，自上而下操作 3～5 遍；擦颈项及肩背部，以热为度。

（3）对伴有关节突关节错位等解剖异常者，可采用颈椎定位旋转扳法、压颞提推法、仰卧拔伸整复法等脊柱整复类手法。

【注意事项】

（1）采用颈椎整复手法前，应注意排除严重的骨质增生、椎体结核、肿瘤等手法禁忌证。

（2）采用颈椎整复手法时，应掌握动作的角度与幅度，切忌动作粗暴，不可一味地追求弹响声。

2. 牵引整脊保健　同前。

3. 其他整脊保健方法　可采用针刺、膏摩、药熨、药浴、灸法等，具体方法可参照相关内容。

（四）预防与护理

1. 明确病因，及时治疗。

2. 避免长时间低头或强迫体位工作。

3. 注意颈部保暖。

四、脊源性胸痛

胸痛是指以胸部闷痛，严重则胸痛牵涉到背部，喘息不得卧为主症的一种疾病。轻者仅感胸闷、呼吸不畅，重者则有胸痛，严重者心痛彻背、背痛彻心，又有"胸痹""真心痛""厥心痛"之称。胸痛可存在于多种疾病之中，根据疼痛起源不同，可分为胸壁病变、胸腔脏器病变（如常见的心绞痛、心肌梗死、病毒性心肌炎、慢性阻塞性肺气肿等），或其他病变所致。本节主要介绍因颈、胸椎病变移位，压迫或刺激脊神经根或交感神经引起的胸痛，常呈阵发性灼痛或刺痛，疼痛多于转头、转身时加剧。

（一）早期发现

由于急慢性劳损、直接或间接外伤、感受风寒之邪等因素，可引起颈椎、胸椎小关节突关节、肋椎关节、肋横突关节及椎体间的错位；或引起脊柱周围软组织炎性渗出、水肿、出血、粘连以及钙化，刺激与压迫脊神经根与交感神经，引起脊神经和交感神经继发病损。脊神经受损，脊神经支配的组织感觉、运动功能障碍；交感神经受损，交感神经支配区的血管运动以及相应脏器功能紊乱。其中颈丛损伤者，可导致其分支支配的膈、胸膜、心包、肝和胆等的功能障碍而产生胸痛；胸神经损伤，由于刺激到肋间神经而出现相应的部位疼痛；上胸髓节段的损伤，可导致胸段交感神经与迷走神经的功能紊乱而出现相应部位的疼痛等。

（二）常见症状及体征

脊源性胸痛轻重不一，疼痛性质多为阵发性灼痛和刺痛，并在转头、转身、旋转、挺胸、深呼吸等动作时疼痛加重。胸部有束带感，少气，时感胸闷，常常因为胸闷、呼吸困难而不能平卧。

1. 常见伴随症状

（1）可伴自主神经功能紊乱的症状，如头晕、头痛、心律失常、心悸、心慌、心烦意乱等。

（2）通常伴有明显的颈、胸、背部急慢性损伤病史，颈部或胸背部疼痛，或伴有上肢或是肋间部的放射痛，以及上肢麻木、酸胀、无力、颈椎功能活动受限等症状。

2. 常见体征

（1）颈部活动受限或胸背部活动受限。

（2）颈部、胸部脊柱棘突旁可触及阳性压痛点，脊旁存在条索状或结节状硬结，可触及单个或多个偏歪棘突、序列紊乱，可有上肢放射痛。

（3）辅助检查：拍 X 线检查示部分患者可见颈、胸椎退行性改变，椎间隙变窄，骨质增生，颈、胸椎轻度侧弯，颈椎生理弯曲改变，C2～C7 棘突排列不整齐，偏离脊柱中心线，颈椎后关节突不对称，棘间隙增大或变小等不同的体征（图 7-2）。

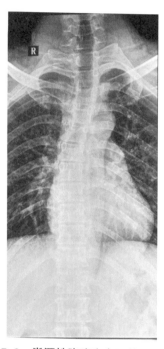

图 7-2　脊源性胸痛患者正位 X 线片

胸椎右凸侧弯，T1～T6 棘突右偏，伴有明显压痛

（三）整脊保健方法

1. 手法整脊保健

【目的】

舒筋通络，活血化瘀，整复错位。

【常用体位】

仰卧位及俯卧位。

【选用手法】

㨰法、按揉、拿法、点按法、弹拨法、一指禅推法、擦法、摇法、扳法等。

【选取部位和穴位】

部位：颈肩部、胸背部、四肢。

穴位：风池、颈夹脊、肩井、肩中俞、肩外俞、天宗、大杼、风门、膈俞、肝俞、华佗夹脊、曲池、手三里、合谷、足三里、阳陵泉等穴。

【常规操作步骤】

（1）患者取坐位，头部处于中立位。医生站其身后，以滚法作用于颈椎两旁及肩背部约5分钟，以滚法作用于上背部胸椎两旁约5分钟，用拇指弹拨法作用于华佗夹脊穴约3分钟，以解除痉挛。再以双手拇指指腹按揉风池、风府、肩井、天宗穴，每穴1分钟，以酸胀为度。

（2）对伴有颈椎小关节错位者，可以采用以下整复类手法。患者取坐位，颈部自然放松，将旋转活动受限侧主动旋至最大角度。医生站其身后，以左手拇指指腹顶推所要治疗的关节突，其余四指扶持于颈部，前臂掌侧紧贴下颌体，手掌环绕过下颌，抱住后枕部。此时，医生抱患者头部之手向上牵提并向受限侧旋转头颅；与此同时，左手拇指向颈前轻轻顶推关节突后方。当指下有轻度移位感时，多可听到"咔嗒"声响，表示复位成功，但不可强求弹响声。

（3）对伴有胸椎小关节向后方突起错位者，可以采用以下整复类手法。患者取坐位，医生站其身后，先以拇指按揉偏歪棘突的周围及胸背部肌肉约3分钟；待紧张的肌肉放松后，令患者两手交叉扣住，置于项部，然后两手从患者腋部伸入其上臂上前、前臂之下，并握住其前臂下段，用一侧膝部顶住患部棘突，同时膝部前顶；若听到"咔嗒"声响，表示复位成功，但不可强求弹响声。

【注意事项】

（1）诊断不明确者，慎用整复手法。采用整复手法前，应注意排除手法禁忌证。

（2）采用整复手法时，应掌握动作的角度与幅度，切忌动作粗暴，不可一味地追求弹响声。

（3）在临床上可引起胸痛、胸闷的疾病很多，胸壁病变及胸腔脏器的病变均可引起不同程度的胸痛、胸闷，在必要时需要结合X线片或其他特殊检查，以排除胸腔脏器病变。

（4）注意纠正不良姿势，适当进行颈胸椎的功能锻炼，加强胸背、腰背肌肉的力量。

（5）注意保暖，避免风寒。

2. 其他整脊保健　可采用膏摩、药熨、药浴、拔罐等，具体使用方法和注意事项参照相关内容。

五、脊源性胃脘痛

胃脘痛是以上腹胃脘部近心窝处疼痛为主症的病证，又名"胃痛""心下痛""胃心痛"。西医学的急慢性胃炎、胃及十二指肠溃疡病、胃神经官能症、胃下垂、胃痉挛等消化道疾患以上腹部疼痛为主要症状，兼见纳差、嗳气、呃逆、腹胀、呕恶，甚至呕血、黑便等症状者，皆属于中医学胃痛范畴。其发病原因较多，一般与精神刺激、情志不畅、饮食不节、劳累受寒等有关。此处主要论述因脊柱病变引起植物神经功能紊乱导致胃、十二指肠功能失调而出现的胃脘痛。

（一）早期发现

胃脘痛与脊柱的关系具体表现为支配胃的交感神经节前纤维起源于 T6 ～ T7 脊髓侧角，可抑制胃蠕动，减少胃酸分泌，减少肠壁张力；支配胃的副交感神经节前纤维起源于迷走神经背核，可以促进胃肠蠕动，增加胃酸分泌，增加肠壁张力。由于多种急慢性损伤、退行性病变因素，导致局部肌肉、韧带被牵扯而撕裂，引起充血、水肿，日久可致粘连，牵拉刺激脊神经根和交感神经，继发病理性损伤；或是导致胸椎位置结构发生异常、椎间隙、椎间孔、椎管变窄等刺激；或压迫椎旁交感神经，使其兴奋减弱，造成胃肠功能障碍而出现胃脘痛。

（二）常见症状及体征

初起胃脘部可出现间歇性胀满不适，痛势较剧，痛连背部。疼痛发作一般与饮食无关，常在劳累或天气变化时加重。

1. 常见伴随症状

（1）食欲不振或恶心呕吐。日久可逐渐出现胃脘部有饥饿样痛或灼痛感，疼痛时间延长，并呈现与进食有关的节律性，可伴有反酸、嗳气、便秘、腹泻、腹痛等胃肠植物神经功能紊乱症状。

（2）胸背酸痛沉重不适，两侧中下背部肌肉紧张，尤以左侧为甚，劳累或天气变化时加重。

2. 常见体征

（1）胃脘部压痛，T6 ～ L1 椎体棘突旁触及明显椎旁压痛，并扪及条索状或结节状物；可触及棘突排列不整齐，出现偏歪、棘间隙增大或变小；出现叩击痛，可反射性引起胃脘部不适或舒适感等。

（2）经辅助检查，拍胸椎 X 线示部分患者可见胸椎退变，胸椎椎间隙变窄，胸椎轻度侧弯，胸腰椎生理弯曲改变；棘突排列不整齐偏离脊柱中心线，棘间隙增大或变小等不同的体征。

（三）整脊保健方法

1. 手法整脊保健

【目的】

健脾和胃，理气止痛，舒筋通络，整复错位。

【常用体位】

仰卧位及俯卧位。

【选用手法】

一指禅推法、摩法、揉法、按法、弹拨法、擦法、搓法、指按法、提顶法、扳法等。

【选取部位和穴位】

部位：上腹部、季肋部、胸背部、四肢。

穴位：中脘、天枢、气海、期门、章门、膈俞、肝俞、脾俞、胃俞、三焦俞、夹脊穴、肩井、手三里、内关、合谷、足三里、公孙、太冲等穴。

【常规操作步骤】

（1）仰卧位，先用一指禅推法、摩法在胃脘部治疗，使热量渗透于胃腑，然后按揉膻中、中脘、气海、天枢、期门、章门等穴，同时配合按揉足三里。时间约10分钟。

（2）仰卧位，拿肩井循臂肘而下，在手三里、内关、合谷等穴做较强的揉按刺激。然后搓肩臂，使经络通畅；再搓抹其两胁，由上而下往返数次。

（3）俯卧位，用一指禅推法，从背部脊柱两旁沿膀胱经第1侧线由上而下从膈俞至三焦俞，往返4～5次；然后用按揉法作用于膈俞、肝俞、脾俞、胃俞、三焦俞，时间约5分钟；用拇指弹拨法作用于条索状或结节状的病理反应点，以患者能忍受为度，每穴1～2分钟；在背部沿膀胱经循行实施擦法，以透热为度。

（4）对伴有棘突病理性偏歪者，可采用调整脊柱小关节紊乱的手法进行治疗（同"胸椎综合征"部分）。

【注意事项】

（1）诊断不明确者，慎用整复类手法，并注意排除手法禁忌证。

（2）采用整复手法时，应掌握动作的角度与幅度，切忌动作粗暴，不可一味地追求弹响声。

（3）手法治疗后，应注意休息，运动幅度不宜太大。

（4）平时宜注意避风寒，加强背部功能锻炼，劳逸结合，减少背部损伤。

（5）忌暴饮暴食、生冷寒凉和刺激性食物，养成按时进餐的习惯，提倡少食多餐。

2. 其他整脊保健 可采用耳针、膏摩、药熨、药浴、拔罐等方法。

六、脊源性腹痛

腹痛是指胃脘以下、耻骨联合以上部位以疼痛为主症的病证。在临床上极为常见，可存在于多种疾病之中，常见病变有急慢性肠炎、胆绞痛、胆囊炎、肾绞痛、肠神经官能症、消化性溃疡和慢性结肠炎等。引起腹痛的原因很多，而脊柱直接、间接外力损伤或慢性劳损导致脊柱的内外平衡失调，造成相应的神经传导障碍，引起腹腔脏器的功能紊乱是引起腹痛的重要因素。本节主要讨论与脊柱相关的腹痛。

（一）早期发现

腹腔内脏器主要受交感神经和副交感神经的双重支配，若因姿势不良、疲劳过度、寒冷刺激以及各种外力损伤或腰椎疾患、胸腰椎退行性变等因素，导致椎间盘退变，周围韧带松弛而降低腰椎的稳定性，容易诱发脊柱骨质增生、胸腰椎侧弯、生理弯曲改变和错位，这些病理改变必然引发局部的炎症、水肿和渗出，刺激到脊柱周围软组织和脊髓，影响脊髓侧角的交感神经内的血管和平滑肌，致其支配的相应脏器痉挛，导致腹痛发作。

（二）常见症状及体征

脊源性腹痛轻重不一，多为较长时间的持续性、阵发性绞痛，一般不喜按，难以明确疼痛部位，尤以两胁、脐周、少腹和左下腹多见，可放射到腰部，休息后缓解，劳累后加剧。

【常见伴随症状】

1. 食欲不振，可以伴有腹胀、肠鸣音亢进、便秘或腹泻。

2. 通常伴有明显的腰部急慢性损伤病史，腰背部反复出现酸痛不适、腰椎活动欠灵活。

【常见体征】

1. 腹软，腹部轻度压痛，无反跳痛，无板状腹，不能触及包块。

2. 腰肌紧张度增高，下段胸椎或腰椎棘突旁可触及阳性压痛点，脊旁存在条索状或结节状硬结，可触及单个或多个偏歪棘突、序列紊乱。挤压腰椎横突尖端时，可有明显的酸胀疼痛感，无下肢放射痛。

3. 拍 X 线检查示部分患者可见胸、腰椎退行性改变，椎间隙变窄，骨质增生，胸、腰椎轻度侧弯，胸、腰椎生理弯曲改变；棘突排列不整齐，偏离脊柱中心线，棘间隙增大或变小等不同的体征。

（三）整脊保健方法

1. 手法整脊保健

【目的】

温中散寒，消食和胃，行气活血。

【常用体位】

仰卧位及俯卧位。

【选用手法】

擦法、按揉、拿法、点按法、弹拨法、一指禅推法、擦法及扳法等。

【选取部位和穴位】

部位：腹部、腰背部、四肢。

穴位：神阙、中脘、天枢、气海、膈俞、肝俞、脾俞、胃俞、三焦俞、大肠俞、小肠俞、曲池、手三里、内关、合谷、足三里、阳陵泉、丰隆等穴。

【常规操作步骤】

（1）患者取俯卧位，医生用掌根按揉背部督脉及膀胱经，每侧施术 3 ~ 5 遍，以掌根推背部督脉及膀胱经，以透热为度。拇指点按脾俞、胃俞、肝俞、肾俞、命门、大肠俞、小肠俞等穴，每穴操作时间约 1 分钟。用拇指拨法作用于胸背部寻找到的条索状或结节状硬结阳性压痛点，用力宜刚柔相济，先轻后重，逐渐增加力度，以患者感觉轻微的酸痛，能耐受为度。

（2）患者取仰卧位，医生用一指禅推法、摩法在其腹部治疗，使热量渗透于腹部，然后按揉膻中、中脘、气海、天枢等穴；然后按揉足三里、阳陵泉、丰隆等穴，时间约 10 分钟。

（3）患者取仰卧位，医生拿揉其上肢，点按曲池、手三里、内关、合谷等穴。每穴操作时间约 1 分钟，然后搓肩臂，由上而下往返数次。

（4）对伴有棘突病理性偏歪者，可采用调整脊柱小关节紊乱的手法进行治疗（同"胸椎综合征"部分）。

（5）对伴有腰椎棘突病理性偏歪者，可以采用以下整复类手法。

①腰椎定点斜扳复位法：见第五章第二节手法部分。

②腰椎旋转复位法：患者骑坐于特制的长椅之前端。医生骑坐于椅子后端，面对患者背部。医生首先查清侧突最明显的棘突（或肌痉挛，压痛最明显的棘突旁），用一手拇指固定，另一手自患者腋下伸出，扣住对侧肩部前方，然后使其前屈 60°～ 90°，侧偏（同侧）45°。用拇指推挤棘突向对侧外上方，同时另一手向后上方旋转，常听到"咯"的一声，触之平复或好转，手法告毕。必要时，在相邻的上一棘突或下一棘突定位，以同样步骤做另一侧下位腰椎的旋转复位法。

【注意事项】

（1）诊断不明确者，慎用整复手法。采用整复手法前，一定要让患者拍摄 X 线片，注意排除手法禁忌证。

（2）采用整复手法时，应掌握动作的角度与幅度，切忌动作粗暴，不可一味地追求弹响声。

（3）手法治疗后，应注意休息，运动幅度不宜太大。症状好转后，还应多卧床休息，继续调理一段时间，避免剧烈运动以巩固疗效。

（4）注意局部保暖，避免受寒，加强背腰肌功能锻炼，增加胸腰椎稳定性，有利于疗效的持久和巩固。

（5）睡硬板床，坐硬板凳，注意纠正不良姿势，避免大幅度扭转和屈曲胸腰椎，以降低损伤概率。

2. 其他整脊保健　可采用膏摩、药熨、药浴、拔罐等方法。

第八章　整脊延缓衰老 ▷▷▷▷

衰老是多因素协同作用而引起的机体功能及结构的衰退，是一种复杂的、无法回避的生理现象。从古至今，人们都在寻找延年益寿、延缓衰老的方法。随着社会的发展及人们生活水平的提高，人类对生活质量的要求越来越高，研究出了一系列养生保健、延缓衰老的方法。其中结合中医理论及脊柱解剖学等知识发展而来的整脊保健，不仅疗效显著，而且可操作性强，值得大力推广。

第一节　概　述

一、衰老的机制

生老病死是人类生命过程中不可回避的量变和质变的过程，是生命过程的必然现象。衰老则是人体发育成长至巅峰后逐步走向衰弱的过程，也是人体整体功能退化的过程。衰老根据其影响因素不同，可分为生理性衰老和病理性衰老。生理性衰老是生命体变化的必然现象，是由于生命体的自然衰退而引起的自然衰老，此过程不可逆转，但可延缓；而病理性衰老是指由于某些疾病的发生而诱发的衰老现象，此过程可通过改善原发病病情而得到缓解。衰老的症状主要表现在以下几个方面：肌肉弹性降低，力量减弱；发枯齿脱；皱纹渐多，皮肤松弛；反应迟钝，动作缓慢；记忆力减退，易疲劳等。通常情况下，人类的衰老现象从 20 ～ 30 岁开始，50 岁以后逐渐加快。

中医理论认为，人体的衰老主要是由于脏气衰惫，尤其是肝、脾、肾三脏的虚损，而五脏虚损所产生的痰浊血瘀与六淫病邪共同影响人体，最终导致衰老现象的发生。中医阐述衰老的机制存在多种学说，如脾胃虚衰学说、肾气虚衰学说、阴阳失调学说、脏腑虚损学说、气滞血瘀学说等。以上学说从不同的方面阐释中医对衰老机制的认识。

西医学认为，影响人体衰老的因素有环境因素、遗传因素、精神状态以及生活方式等。其中，遗传与环境是影响衰老进程的主要因素。遗传基因是生命的源泉，控制着人类的生老病死。环境因素在内源性衰老基础上，起着加速或延缓的作用。关于衰老的生理机制，目前存在多种学说，比如中枢神经系统功能减退学说、自身免疫学说、自由基学说、生物钟学说、内分泌功能减退学说、体细胞突变学说、衰老色素学说、交联学说、遗传学说等。其中，神经及体液的调节失衡是以上学说的共同基础。

二、整脊与衰老

中医古籍中少有"脊柱"一词，但有与脊柱相关的名词，比如柱骨、腰、后背、脊等。中医学认为，督脉"起于少腹以下骨中央，下出会阴，经长强，行于后背正中，上至风府，入属于脑……"督脉在后背的循行路线贯穿了整条脊柱，且督脉"总督诸阳，为阳脉之海"，说明脊柱与各阳经的气血运行息息相关，脊柱健康则阳气充盛，脏腑协调，精气神充足，可延缓衰老；而且脊柱上承头颅，"头为诸阳之会""脑为元神之府"，说明脊柱与大脑的功能活动有关，与人的精神状态和思维活动紧密相连。随着年龄的增加，人体容易出现腰背酸痛、脊柱变形等现象。由此可见，脊柱的退变与衰老关系密切。

西医学认为，在人体的衰老过程中，脊柱是较早发生衰退的组织器官。脊柱的退行性改变经常会导致颈椎病、腰椎间盘突出、后纵韧带钙化等，严重者会导致脊柱侧弯、弓腰驼背，从而加速整体的衰老过程。椎间盘在人体衰老过程中较早受影响，其由髓核、纤维环和椎体软骨板三部分组成，主要起缓冲震荡、保护脊髓、稳定脊柱的作用。脊柱的侧弯旋转及前屈后伸等动作可对椎间盘产生挤压，使椎间盘弹性降低，发生退变，导致椎间盘膨出或突出。而椎间盘膨出或突出，又可导致椎体稳定性变差，最终使脊柱完美的物理结构遭到破坏，加速脊柱乃至全身的衰老。

由此可见，脊柱形态结构的退变可引起机体的衰老，还会影响中枢神经系统，导致全身脏腑功能失调，引起脊柱及脊柱相关性疾病，加速全身的衰老。

整脊延缓衰老正是通过改善脊柱的功能状态，防控脊柱相关性疾病，延缓脊柱的衰变过程，最终改善人的生活质量，达到延缓衰老、强身健体的目的。

脊柱是全身最重要的承重关节之一，容易发生关节紊乱等病理改变，而且脊柱的稳定性下降，可诱发各种脊柱相关性疾病。如颈椎损伤压迫椎动脉，可影响脑部的血液供应，诱发脑部的早衰；若颈胸段椎体损伤压迫脊神经，则可引起相应支配区域的脏器功能紊乱，诱发脏器的早衰。采用适当的脊柱保健技术，可通过对脊柱特定部位的物理刺激，促进脊柱的新陈代谢，调整脊柱的力学平衡，延缓脊柱的退变进程。

中医理论认为，整脊不仅能疏经通络、行气活血以维持脊柱正常的生理功能，而且能通调督脉、补益腰肾、强筋健骨，使人精神振奋、精力充沛，维持身体和心理的双重健康，达到延缓衰老、祛病延年的目的。

第二节　延缓衰老的整脊方法

脊柱与衰老关系密切，整脊延缓衰老简便效廉，深受大众欢迎。

一、推拿整脊延缓衰老

延缓衰老的推拿整脊保健手法既可单独运用，也可与膏摩、药熨等辅助整脊方法配合运用以增强效果。手法操作过程中可配合膏摩，各种介质配合手法操作，不仅可保护皮肤少受损伤，还可以增强手法操作的渗透性。手法操作结束后，可在腰背部使用药熨，旨在温肾壮阳、疏通经络，加强延缓衰老的作用。

（一）常用体位

医生在进行整脊保健时，要集中精力，自然呼吸，小腹微收。患者体位的选择以感觉舒适、方便操作为原则。

（二）选用手法

按法、揉法、按法、拿法、点法、推法、摩法、弹拨法、拍法、叩击法等。

（三）选取部位和穴位

部位：主要包括颈椎、胸椎、腰骶椎段及与脊柱相关的头面、胸腹、四肢。

穴位：主要以督脉、任脉、手足太阳、少阳和阳明经的经穴为主。如脊柱段常用穴有风府、风池、大椎、天柱、大杼、肺俞、心俞、肝俞、胆俞、脾俞、胃俞、肾俞、命门、腰阳关、八髎等穴；头面部常用阳白、太阳、承泣、迎香、地仓、颊车、耳门、听宫、听会等穴；上肢部常用手三里、曲池、外关、合谷等穴；下肢部常用环跳、承扶、委中、承山、阴陵泉、阳陵泉、足三里、昆仑、太溪等穴；胸腹部常用上脘、中脘、下脘、气海、关元、中极、曲骨、天枢、血海、三阴交等穴。

（四）常规操作步骤

1. 调整脊柱段

（1）颈椎整脊：医生取立位，患者取坐位。

①拿揉颈项五条线：医生站立于患者后方，一手扶住患者前额，另一手拇指指腹与其他四指指腹对称用力，用五指拿揉颈项部五条线 5 ～ 8 分钟。

②弹拨项韧带：以拇指端着力，弹拨项韧带，自风府至大椎 2 ～ 3 遍；弹拨棘突两侧斜方肌 2 ～ 3 遍。

③点按穴位：点按风池穴、风府穴。医生双手拇指点按于风池穴，其余四指包绕患者双侧颞部点按 1 ～ 2 分钟，单手拇指端点按风府穴 1 ～ 2 分钟。

④拿捏项肌：医生以双手拇指指腹与其余四指对称拿捏患者项部肌肉，用力向上提起并快速抖动，自上而下，往返 2 ～ 3 遍。

（2）胸椎整脊：医生取立位，患者取俯卧位。

①拿揉肩部：医生立于患者头前，双手拇指指腹分别着力于患者斜方肌前方，其余四指着力于冈上窝，自内向外拿揉肩部 1 ～ 2 分钟。

②滚肩背部：医生以小鱼际为着力部位，采用滚法于患者肩背部操作 3 ～ 4 分钟。

③点按天宗穴、肩井穴：医生立于患者头前，双手拇指指腹分别着力于患者的天宗穴、肩井穴，各点按 0.5 ～ 1 分钟。

④顿挫整脊：医生双手掌交叉分别按于患者脊柱两侧肌肉，嘱其张口呼吸，呼气

时，双掌逐渐下压至最大限度，采用寸劲顿挫下按（切忌蛮力），从第 1 胸椎直下到腰骶椎。

⑤捏脊：医生拇指指腹与食指、中指相对，拇指在后，食指、中指在前，沿脊柱两旁自尾骶部向大椎穴水平面推动，每推 3 ～ 5 下，向上提捏一下。重复 3 ～ 5 遍。

（3）腰椎整脊：医生取立位，患者取俯卧位。

①揉背腰部：医生立于患者一侧，以双手拇指指端着力，按揉大杼、风门、肺俞、心俞、肝俞、胆俞、脾俞、胃俞、肾俞直到尾骶部，接着用手掌根同时或交替按揉脊柱两侧肌肉。

②㨰腰部：医生以小鱼际为附着部位，采用㨰法于患者腰部操作 3 ～ 4 分钟。

③弹拨足太阳膀胱经：医生双手拇指指端分别按于患者足太阳膀胱经第 1 侧线，以双手拇指指腹自上而下弹拨足太阳膀胱经 2 ～ 3 遍。

④点按肾俞：医生立于患者身侧，双手拇指指腹分别着力于患者的肾俞穴，点按 0.5 ～ 1 分钟。

⑤搓擦命门：医生一手搭于患者背部，一手搓擦命门穴，以患者腰部感到温热为度，时长 0.5 ～ 1 分钟。

⑥掌振腰阳关：掌振腰阳关 0.5 ～ 1 分钟。

⑦拍击腰背部：医生双手虚掌拍打患者腰背部 1 ～ 2 分钟。

⑧捏脊：医生拇指指腹与食指、中指相对，拇指在后，食指、中指在前，沿患者脊柱两旁自尾骶部向大椎穴水平面推动，每推 3 ～ 5 下，向上提捏一下。重复 3 ～ 5 遍。

2. 调整脊柱相关组织 由于头面与上肢部属颈段脊神经控制区域，胸腹部属胸段脊神经控制区域，下肢部属腰骶段脊神经控制区域，所以通过刺激头面、胸腹、上肢、下肢等脊柱相关组织可以反射性地刺激不同脊柱节段，增强脊柱功能，延缓衰老，延年益寿。

（1）按摩头面部：医生取立位，患者取坐位。

①拿五经：医生左手扶住患者前额，右手五指分开，掌根贴于头皮，中指对应督脉，食指、无名指分别对应头两侧膀胱经，拇指、小指分别对应头两侧胆经，接着五指逐渐内收，将头皮抓动提起，一紧一松，缓缓移动，当移至后脑时，五指逐渐并拢内收，改为三指拿、二指拿，最终止于风池穴。

②循经点按：沿督脉点按风府至神庭。医生立于患者身后，双手拇指指腹着力，自风府穴沿督脉向神庭穴按压 3 ～ 5 遍。

③推前额：医生一手固定患者头部，另一手拇指螺纹面从患者印堂穴推至前发际，其余四指固定于患者额部，反复操作 15 ～ 20 遍。

④分抹前额：医生用双手拇指从患者前额部正中向头两侧分抹，反复操作 10 ～ 15 次。

（2）按摩胸腹部：医生取立位，患者取仰卧位。

①腹部横摩：医生一手四指并拢，着力于患者腹部一侧，前臂发力向腹部另一侧做往返摩法 1 ～ 2 分钟。自上而下反复操作 1 ～ 2 分钟。

②团摩脐周：医生以掌心着力于患者肚脐，以神阙穴为中心，顺时针团摩 1 ～ 2 分钟。

③推全腹：医生一手掌叠于另一手背上，以大鱼际及掌根部着力于患者腹部，自上而下、自内而外推全腹 5 ～ 10 遍。

④点按胸腹部诸穴：点按膻中、上脘、中脘、建里、下脘、气海、关元、中极、曲骨诸穴，反复操作 3 ～ 5 遍。

（3）按摩上肢部：医生立位，患者取坐位。

①拿揉上肢：医生立于患者一侧，双手拇指指腹与四指相对，拿揉患者上肢肌肉，反复操作 1 ～ 2 分钟。

②搓肩及上肢：医生立于患者一侧，双手掌分别置于肩前、肩后，呈对抱状，双手揉搓肩部 10 ～ 20 次。搓肩结束后，自上而下搓上肢 10 ～ 20 次。

③按揉穴位：医生立于患者一侧，右手拇指螺纹面着力，按揉患者肩前、肩髃、臑俞、臂臑四穴，反复操作 3 ～ 5 分钟。

④抖摇上肢：医生立于患者一侧，双手握住患者腕关节，双手拇指按于其腕背处，然后对患者上肢边抖边摇，范围由小变大，反复操作 3 ～ 5 遍。

（4）按摩下肢部

①擦下肢后部：医生取立位，患者取俯卧位。医生采用小鱼际擦法沿臀部、大腿后侧、腘窝、小腿后侧、跟腱的顺序进行操作；然后患者改换仰卧位，医生按大腿前侧肌肉、膝关节、小腿前外侧、踝关节、足背部顺序进行操作。反复操作 3 ～ 5 遍。

②擦下肢：患者取仰卧位，医生搓擦患者膝关节及踝关节内外侧，反复操作 3 ～ 5 遍。

③摇下肢：患者取仰卧位，医生分别摇其髋关节、膝关节、踝关节。

④点按穴位：患者取俯卧位，医生点按其下肢委中、承山、昆仑、太溪、足三里、丘墟等穴，反复操作 3 ～ 5 分钟。

【注意事项】

（1）过饥、过饱及过度疲劳时，不宜进行整脊及相关操作。

（2）皮肤有破损，不宜进行整脊及相关操作。

（3）每次操作时间以不超过 1 小时为宜，重点在脊柱。

（4）操作过程中及结束后，均应注意防寒保暖。

二、其他整脊延缓衰老

（一）导引整脊延缓衰老

坚持练习易筋经、太极拳、五禽戏，每天早晨 0.5 ～ 1 小时。

（二）牵引整脊延缓衰老

牵引的目的是纠正轻微的脊柱侧弯，减轻脊柱各椎体间的压力。牵引整脊中主要涉及徒手牵引和机械牵引：徒手牵引，通常用仰卧位颈椎拔伸法或仰卧位腰椎牵抖法，可根据患者的自然抵抗力调整牵引力度，每周 2 ～ 3 次，每次 3 ～ 5 分钟；机械牵引多依靠重锤、弹性悬吊带及牵引床完成，此过程应在专科医生指导下完成。

（三）拔罐整脊延缓衰老

拔罐或走罐等方式可有效改善背部血液循环，增强肌肉的柔韧性，散寒除湿，达到延缓衰老的目的。

操作方法：沿脊柱两侧膀胱经自上而下拔罐，罐口可覆盖肺俞、心俞、肝俞、胆俞、脾俞、胃俞、肾俞、大肠俞等穴。留罐 10 ～ 15 分钟或走罐 10 分钟，以皮肤潮红为度。

附：项肌功能锻炼方法

预备姿势：站立位（两脚平行分开与肩等宽）或端坐位，两手叉腰，头端平，双目向前平视。

（1）仙鹤点头：吸气，头颈尽量往上拔伸并将下颌尽量往前探，停留片刻；呼气，下颌带动头颈尽量往下勾并还原，犹如仙鹤伸长脖颈点头状，重复 4 ～ 6 次。

（2）回头望月：吸气，低头旋转并将头颈向右后上方尽力扭转，目视右后上方，似回头并向天空窥望月亮一般。呼气，还原。左右相同，重复 4 ～ 6 次。

（3）十点十分：站立位，两脚平行分开与肩等宽。两手一字平开，并尽量向上向外伸展，抬至类似时钟十点十分的位置，停留 2 ～ 3 分钟，以肩背及上肢酸胀为度。自然呼吸，随呼气还原。自由活动肩背部，以舒适为度。

第九章　小儿脊柱保健 ▷▷▷▷

第一节　概　述

　　小儿处于人体生长发育的最佳时期，具有其特殊的生理和病理特点。脊柱与小儿生长发育关系密切，与小儿的整体身心健康息息相关。整脊治疗在小儿诸多疾病中有着广泛应用，如小儿脑瘫、小儿肌性斜颈、小儿抽动秽语综合征、小儿髋关节疾患、小儿消化系统及呼吸系统疾病等。整脊保健技术作用于脊柱部，不仅能促进小儿脊柱的正常发育，保持脊柱健康，还能提高小儿身体素质，增强抗病能力，促进儿童身心的健康发展。

一、小儿的生理病理特点

（一）生理特点

　　1. 脏腑娇嫩，形气未充　脏腑即五脏六腑，形气是指形体结构、精血津液和气化功能。小儿出生后，五脏六腑均娇嫩脆弱，其形体结构、精血津液和气化功能不够成熟和相对不足，具体表现为气血未充、经脉未盛、筋骨未坚、内脏精气不足、卫外功能未固、阴阳两气均属不足。中医学依此提出了"稚阴稚阳"的观点，认为小儿"稚阳未充，稚阴未长"，无论在物质基础还是生理功能方面都是幼稚和不完全的，处在不断的生长发育过程中。

　　2. 生机蓬勃，发育迅速　小儿时期的生长发育非常迅速，犹如旭日之初升、草木之方萌，形体、动作、智力发育及脏腑功能活动均快速增长，不断向完善、成熟的方面发展。年龄越小，生长越快，对营养的需求越大，故有"纯阳"一说，称小儿为纯阳之体。也就是说，由于小儿机体生长发育迅速，对水谷精气之需求格外迫切，在机体阴长阳生的新陈代谢过程中，阳气旺盛，阴液相对不足。

（二）病理特点

　　1. 发病容易，传变迅速　由于小儿脏腑娇嫩、形气未充，对某些疾病的抗病能力较差，加上小儿寒暖不能自调、饮食不知自节，因此外易为六淫之邪所侵、内易为饮食所伤，表现为"肺常不足""脾常不足"和"肾常虚"，容易患肺、脾疾病，如感冒、咳嗽、呕吐、泄泻、疳积等。小儿不仅发病容易，而且变化迅速，寒热虚实的变化比成人更为迅速，病情更显复杂，具体表现出易虚易实、易寒易热的特点。若患病之后，调治不当，容易轻病变重，重病转危。

2. 脏气清灵，易于康复　由于小儿生机蓬勃、活力充沛，处于不断生长的阶段，在疾病过程中，其组织再生和修复能力也很旺盛，加之脏腑清灵、病因单纯，七情的影响较少，因此，小儿患病以后若能得到及时的治疗和护理，则容易痊愈。

二、脊柱与儿童生长发育的关系

儿童的生长发育与脊柱密切相关，脊柱的发育在儿童早期的生长发育中占重要地位。

1岁以前是小儿脊柱发展最迅速的时期。新生儿的脊柱非常柔软，几乎完全是直的。从出生后第3个月起，小儿开始出现抬头等动作，从而使肌肉得到强化，脊柱也开始形成第1个弯曲——颈椎前凸。6个月后，脊柱逐渐形成第2个弯曲——胸椎后凸。此时，小儿可以不用任何支撑就能单独坐立。1岁前后，即小儿开始学习走路时，脊柱形成第3个弯曲——腰椎前凸。虽然小儿在1岁以内就已经出现这3个弯曲，但一直要到六七岁时，脊柱的生理弯曲才逐渐稳固。

小儿生长发育遵循一定的规律。所谓"6个月会坐""9个月会爬""12个月会走"，是与小儿的骨骼、肌肉发育情况，尤其是与脊柱发育密切相关的。值得注意的是，如果过早地让小儿直立、行走等，将会影响小儿脊柱及下肢的发育，无法有效支撑其身体的重量，容易形成脊柱侧弯、"X"形腿或"O"形腿等畸形，造成严重的后果，所以小儿的脊柱保持健康至关重要。

中医学认为，在脊柱分布着统领一身经脉之阳气的阳脉之海——督脉，有调节全身阳经气血的功能，并与肾、脑、脊髓功能关系极其密切。在人体中，督脉主要有维护阳气、卫外御邪，散布命火、温煦脏腑，转输阴精、养脑益髓，参与生化、运行营气等功能。《黄帝内经集注》载："在脊背骨节之交，督脉之所循也""脊之二十一椎，每椎有节之交，神气之所游行出入者也。相应者，内应于五脏也。发于阳者，发于三椎，而内应于肺脏；发于四椎，而内应于心主包络；发于五椎，而内应于心脏也；发于阴者，发于七椎，而内应于肝脏；发于十一椎，而内应于脾脏；发于十四椎，而内应于肾脏也。"

脊柱部除督脉外，还有夹脊穴、膀胱经的背俞穴分布于此，更有小儿特定穴——脊柱、天柱骨、七节骨、龟尾等。这些经络和穴位不仅对局部筋骨病症有治疗作用，而且对小儿呼吸、消化、泌尿、内分泌系统有调整作用。所以小儿脊柱保健对调节小儿全身脏腑功能有重要意义。

三、小儿整脊保健的意义和作用机制

小儿出生后从新生儿期、婴儿期、幼儿期、学龄前期，直到学龄期，是人体一生中体格、神经、精神等各方面生长发育最快、变化最大的阶段，也是最为重要的阶段。但是在儿童阶段各个器官的生理功能尚不完善，免疫防护能力尚不健全，易受各种外界因素的影响而罹患各种疾病。因此，婴幼儿时期的保健更具重要性，且脊柱在此期的发育最为迅速，尤应特别注意保健。根据小儿特殊的生理、病理特点，小儿整脊保健应用特定的方法刺激脊柱及脊柱相关部位，可促进小儿的生长发育，并预防各发育期常见的小儿疾病。小儿整脊保健具有简便、易行、安全、无创伤、无痛苦的特点，属于"绿色保健法"，易被小儿及家长接受。因此，小儿整脊保健作为小儿保健常用的方法之一，具有进一步推广应用的价值。

中医学认为，小儿整脊手法可以疏通经络、流畅气血、调和脏腑，既能保健强身，又能治疗疾病。现代研究表明，小儿整脊手法有如下作用：第一，纠正脊椎关节错位。第二，可促进局部血供，改善微循环和细胞、组织代谢。第三，刺激下丘脑，促进各种激素的分泌和释放，调节内分泌系统。第四，调节人体的免疫系统，提高小儿机体免疫功能。背部皮肤下隐藏着大量沉睡的免疫细胞，捏脊疗法的刺激作用可以使这些细胞活跃起来，变成有吞噬异物能力的网状细胞，积极地消灭和清除机体内的有害病菌，维持和加强机体的防御屏障。第五，从核心稳定性理论的角度来看，核心部位分布的肌群直接与脊柱、骨盆连接，对核心稳定性起主要作用，并且保障末端活动的稳定性，整脊保健可以促进肌肉的生长发育，从而增强核心稳定，对保持小儿体态的健康发育起到积极重要的作用。

小儿的整脊保健是以揉脊、按脊、推脊、捏脊等整脊手法为主，配合刺激特定穴的方法来达到预防小儿疾病的目的。刺激人体脊柱两侧的植物神经干和神经节，通过复杂的神经体液调节，能双向调节内脏的功能，从而防治多种疾病。

第二节　小儿整脊保健方法

一、基本处方

抚摩背部 1 分钟；一指禅推脊柱及两侧膀胱经 3 分钟；揉脊柱及两侧膀胱经 3 分钟；按脊 1 分钟；叩脊 3 ～ 5 遍；捏脊 5 ～ 7 次；按揉背俞穴各 50 次。

二、常用体位

小儿采取俯卧位，医生坐于小儿一侧。

三、操作步骤及要领

（一）抚摩背部

医生用手掌面着力在小儿背部做轻柔抚摩 1 分钟。手法宜缓和协调，压力大小适当。（图 9-1）

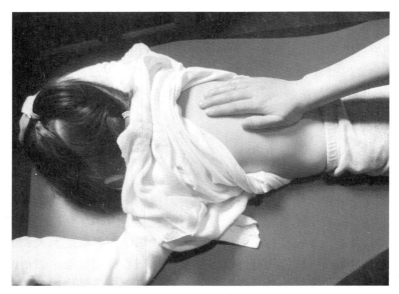

图 9–1　抚摩背部

（二）一指禅推脊柱及两侧膀胱经

医生用一指禅推法沿小儿脊柱及两侧膀胱经来回推动 3 分钟。操作时，医生应沉肩、垂肘、悬腕，前臂主动运动，带动腕关节有节律地摆动，使手法的作用渗透于脊柱。（图 9–2）

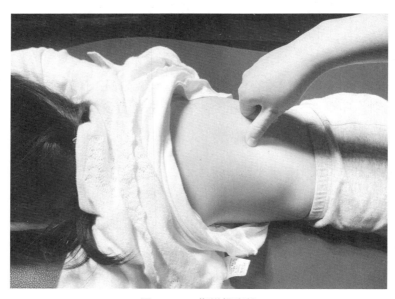

图 9–2　一指禅推脊柱

（三）揉脊柱及两侧膀胱经

医生用掌根着力，在小儿脊柱及两侧膀胱经做来回揉动。操作时，手法轻柔而均匀，不要离开接触的皮肤，带动该处的皮下组织随掌根的揉动而滑动。（图9-3）

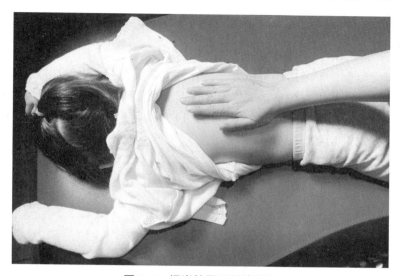

图9-3　揉脊柱及两侧膀胱经

（四）按脊及两侧膀胱经

医生用拇指面或手掌根着力，沿小儿脊柱及两侧膀胱经，自上而下按压。本法用力必须缓和渐进，切忌粗暴，要按而留之。（图9-4）

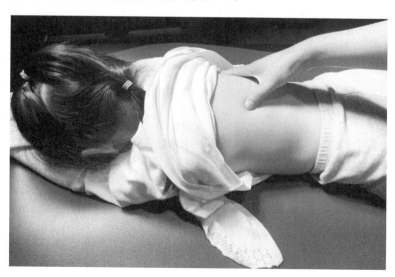

图9-4　按膀胱经

（五）叩脊

医生采用三指叩击法，即拇指与食、中两指指腹紧贴在一起，连续轻轻叩击背部督脉及两侧膀胱经穴位。从上到下顺次叩击，叩击的力度应根据患儿的大小、体质、身体条件灵活掌握。

（六）捏脊

医生用拇指与食、中两指相对用力，沿脊柱捏拿长强至大椎的肌肤，自下而上双手交替捻动向前推进，并用力提拿。操作时，捏起皮肤多少及提拿用力大小要适当，而且不可拧转。捏得太紧，不容易向前捻动推进，捏少了则不易提起皮肤。捻动向前时，需直线前进，不可歪斜。（图 9-5）

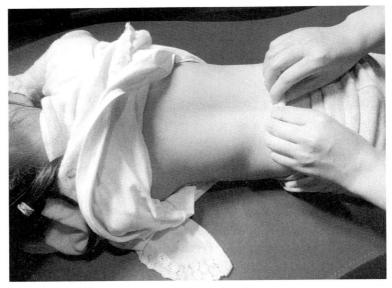

图 9-5　捏脊

（七）按揉背俞穴

医生用食、中两指指端着力，按揉小儿背部脊柱两侧旁开 1.5 寸处的背俞穴。操作时，按法与揉法相结合，轻重适宜。（图 9-6）

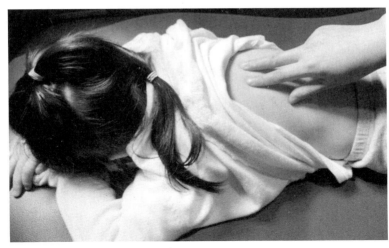

图 9-6　按揉背俞穴

四、主要作用

上述小儿整脊保健技术具有疏通经络、调和气血、平衡阴阳、调理脏腑、提高机体免疫力的功效，适用于各种体质的小儿预防保健，可作为小儿整脊保健的基本处方。

【注意事项】

（1）注意调神。医生态度要和蔼，细心耐心，认真操作，注意与小儿的交流与互动。小儿只有以愉快的心态接受推拿，才能获得较好的效果。

（2）医生的指甲须修剪圆滑，以不触痛小儿皮肤为宜。

（3）室内保持一定温度，不宜过冷过热，注意空气流通，环境安静，避免小儿吹风着凉。

（4）操作时，为避免手法直接接触皮肤，应配合推拿介质，如按摩膏、婴儿油、爽身粉等。其目的是润滑皮肤，防止擦破小儿皮肤，提高疗效。

（5）操作一般宜在清晨、饭前或浴后进行，每天操作 1 次，10 次为 1 个疗程，休息 3 天后，可继续进行第 2 个疗程。

（6）小儿患病期间可暂停整脊保健，待康复后再恢复操作。

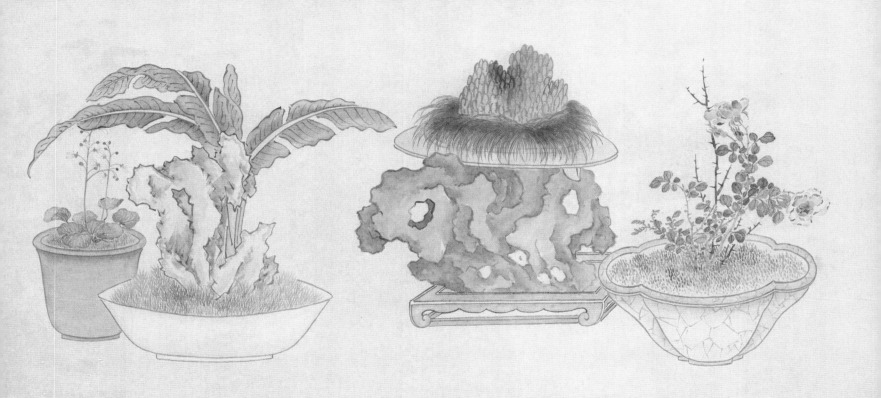

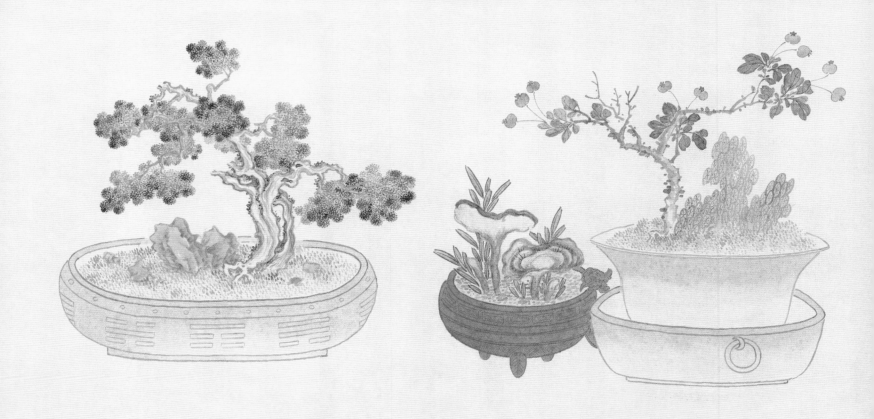

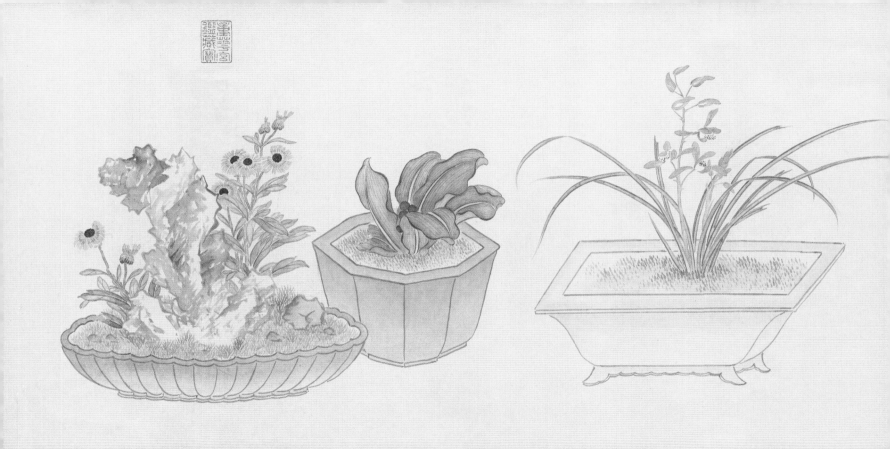

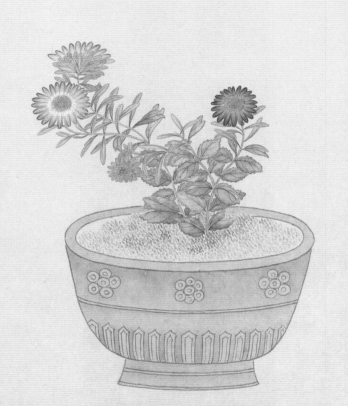
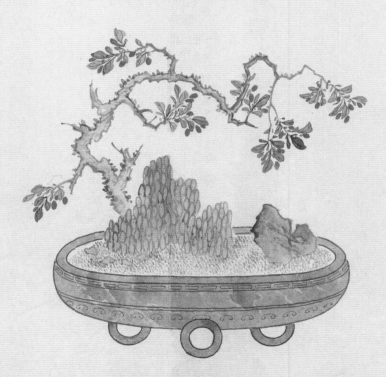

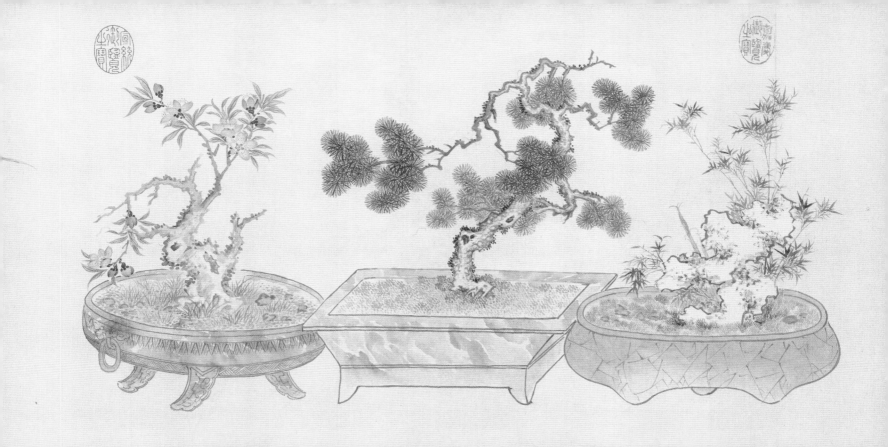

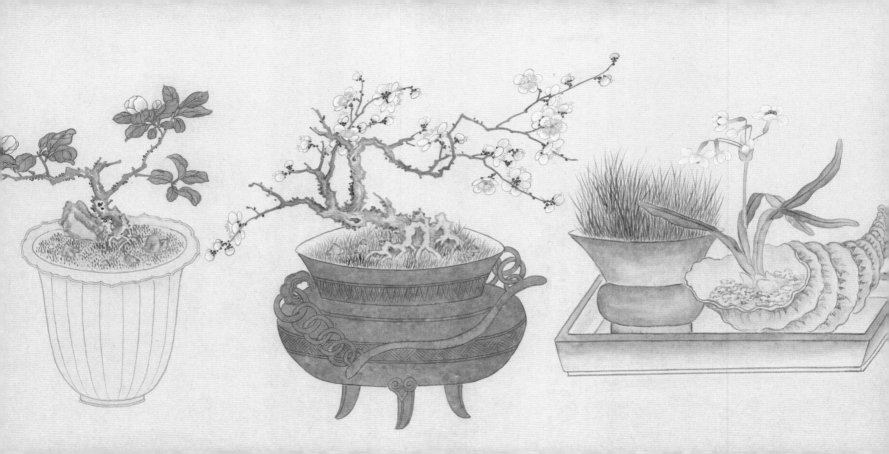

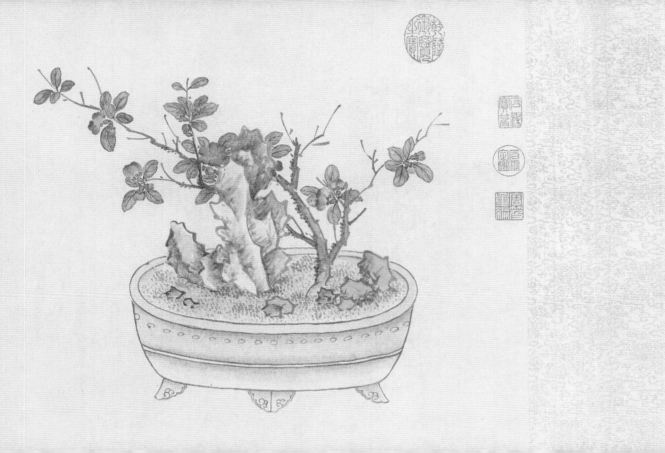

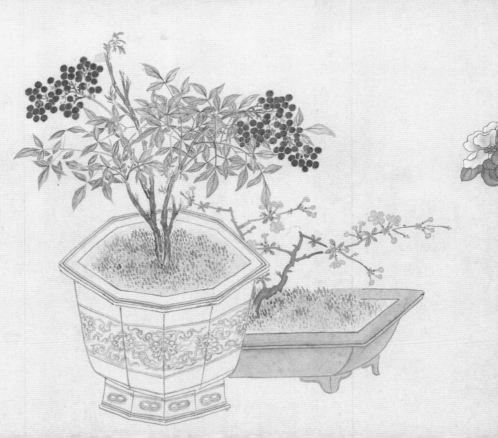

臣聞太古以草木紀歲其閏則占桐至於神符靈券葉契乾坤乃
有棠棣笑朔稱為上瑞月令所載如桐華之類皆以驗
氣候而唐代重修月令則牡丹芍藥之屬亦併書蓋叢生之盛
德見於草木而花尤草木之精英故可以占地氣洵天行也梁元
帝纂要載花信之風凡二十有四今其書不傳僅見楊慎母丹鉛錄
所引王逵蠡海集所列花信二十四與元帝教異時則無殊

六錫滋南邦春祺普白更黃童圖不觀首

皇上德符鴻造
澤溥羣生合藏之倫咸躋仁壽非竹帛所能縷載歌頌所能罄陳而庶
草蕃廡桐生茂豫亦休徵之一事化育之一端今我引

單華人祝萬壽臣以楛質世受
聖恩以供職京師不復偕吳遜臣民迎
鑾道左選圖繪花卉二十四盤合為一卷同江鄉父老
歲陽首甲甲為綱謂之花甲貞元運運周而復皆六甲循環而不窮因敬題曰
六甲用昭旭代之花義故十千十二支相重皆以
萬年花以竭愚忱於對之隆併敬祝萬一隆一寫臣汪承霈拜手稽首恭識
蓂之盛花以竭愚忱於